U0725947

中醫古籍整理叢書重刊

黄元御醫集（五）

四聖心源

四聖懸樞

清·黄元御 撰

點校 麻瑞亭 孫洽熙 徐淑鳳 蕭芳琴

人民衛生出版社

圖書在版編目（CIP）數據

黄元御醫集.5，四聖心源　四聖懸樞／（清）黄元御撰；麻瑞亭等點校.—北京：人民衛生出版社，2014
（中醫古籍整理叢書重刊）
ISBN 978-7-117-19199-9

Ⅰ.①黄…　Ⅱ.①黄…　②麻　Ⅲ.①中國醫藥學-古籍-中國-清代　Ⅳ.①R2-52

中國版本圖書館 CIP 數據核字（2014）第 208060 號

黄元御醫集(五)　四聖心源　四聖懸樞

撰　　者：清・黄元御
點　　校：麻瑞亭 等
出版發行：人民衛生出版社（中繼綫 010-59780011）
地　　址：北京市朝陽區潘家園南里 19 號
郵　　編：100021
E - mail：pmph @ pmph. com
購書熱綫：010-59787592　010-59787584　010-65264830
印　　刷：三河市宏達印刷有限公司
經　　銷：新華書店
開　　本：850×1168　1/32　　印張：8.5
字　　數：228 千字
版　　次：2015 年 7 月第 1 版　　2025 年 3 月第 1 版第 7 次印刷
標準書號：ISBN 978-7-117-19199-9/R・19200
定　　價：33.00 元

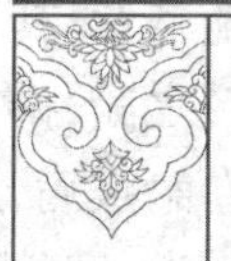

内容提要

《黄元御醫集》共十一種，清代黄元御撰，今分六個分册出版。

《黄元御醫集》（一）《素問懸解》（附《校餘偶識》）《素靈微藴》。

《黄元御醫集》（二）《靈樞懸解》《難經懸解》。

《黄元御醫集》（三）《傷寒懸解》《傷寒説意》。

《黄元御醫集》（四）《金匱懸解》。

《黄元御醫集》（五）《四聖心源》《四聖懸樞》。

《黄元御醫集》（六）《長沙藥解》《玉楸藥解》。

本書爲第五分册，收載有《四聖心源》《四聖懸樞》兩種。

《四聖心源》成書於乾隆十八年癸酉（公元一七五三年），是黄氏論述内外感傷之作，爲《黄元御醫書十一種》之一。

黄帝、岐伯、越人、仲景四聖以降，醫者每有棄聖訓而廢準繩者，黄氏爲光達四聖偉業，乃以四聖典籍精藴爲本，旁採諸家之長，融合己見，而述内外百病，分作十卷，名曰《四聖心源》。卷一至卷三，首論陰陽五行、藏府經脈、氣血營衛、六氣脈法等中醫基礎理論；卷四至卷十，則分述内、外、婦、七竅諸科雜病辨證論治。是書理法方藥俱備，四聖微旨薪傳，足資業醫者師法研讀。

《四聖懸樞》成書於乾隆十八年癸酉（公元一七五三年），是論述温、疫、痘、疹之專書，爲《黄元御醫書十一種》之一。

黄氏鑒於歷代醫家於温、疫、痘、疹四病,其論多雜亂無章,其藥多孟浪不精,乃溯源《内》《難》經旨,参以魏晉以來前賢之論,撰《四聖懸樞》五卷。第一卷論温病,第二卷論疫病,第三卷論痘病,第四卷論疹病。辨析四病原始要終,病因機轉,以六經辨證,解析八綱,所擬諸方,均宗四聖之旨,并對時醫多承家技,莫辨温涼的陋習逐一予以駁斥。末卷伊公四問,補敍前四卷所未詳者。是書發四聖之微藴,採前哲之精言,扼要精當,獨俱特色。

重刊說明

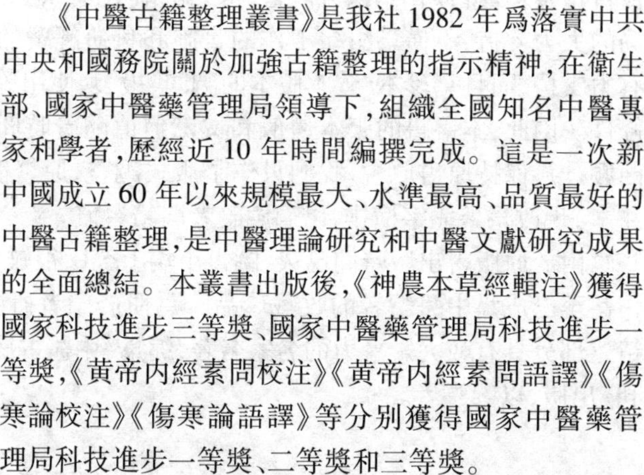

《中醫古籍整理叢書》是我社1982年爲落實中共中央和國務院關於加強古籍整理的指示精神，在衛生部、國家中醫藥管理局領導下，組織全國知名中醫專家和學者，歷經近10年時間編撰完成。這是一次新中國成立60年以來規模最大、水準最高、品質最好的中醫古籍整理，是中醫理論研究和中醫文獻研究成果的全面總結。本叢書出版後，《神農本草經輯注》獲得國家科技進步三等獎、國家中醫藥管理局科技進步一等獎，《黄帝内經素問校注》《黄帝内經素問語譯》《傷寒論校注》《傷寒論語譯》等分别獲得國家中醫藥管理局科技進步一等獎、二等獎和三等獎。

本次所選整理書目，涵蓋面廣，多爲歷代醫家所推崇，向被尊爲必讀經典著作。特别是在《中醫古籍整理出版規劃》中《黄帝内經素問校注》《傷寒論校注》等重點中醫古籍整理出版，集中反映了當代中醫文獻理論研究成果，具有較高的學術價值，在中醫學術發展的歷史長河中，將佔有重要的歷史地位。

30年過去了，這些著作一直受到廣大讀者的歡迎，在中醫界産生了很大的影響。他們的著作多成於他們的垂暮之年，是他們畢生孜孜以求、嘔心瀝血研究所得，不僅反映了他們較高的中醫文獻水準，也體現了他們畢生所學和臨床經驗之精華。諸位先賢治學嚴謹，厚積薄發，引用文獻，豐富翔實，訓詁解難，校勘嚴謹，探微索奥，注釋精當，所述按語，彰顯大家功底，是不可多得的傳世之作。

中醫古籍浩如煙海,内容廣博,年代久遠,版本在漫長的歷史流傳中,散佚、缺殘、衍誤等爲古籍的研究整理帶來很大困難。《中醫古籍整理叢書》作爲國家項目,得到了衛生部和國家中醫藥管理局的大力支持,不僅爲組織工作的實施和科研經費的保障提供了有力支援,而且爲珍本、善本版本的調閲、複製、使用等創造了便利條件。因此,本叢書的版本價值和文獻價值隨着時間的推移日益凸顯。爲保持原書原貌,我們只作了版式調整,原繁體字豎排(校注本)現改爲繁體字横排,以適應讀者閲讀習慣。

由於原版書出版時間已久,圖書市場上今已很難見到,部分著作甚至已成爲中醫讀者的收藏珍品。爲便於讀者研習,我社決定精選部分具有較大影響力的名家名著,編爲《中醫古籍整理叢書重刊》出版,以饗讀者。

人民衛生出版社

二〇一三年三月

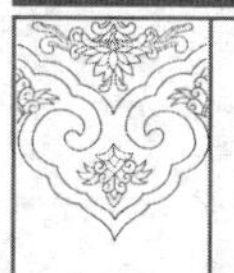

出版者的話

在浩如烟海的古醫籍中,保存了中國醫藥學精湛的理論和豐富的臨證經驗。爲繼承發揚祖國醫藥學遺産,過去,我社影印、排印出版了一批古醫籍,以應急需。根據中共中央和國務院關於加强古籍整理的指示精神,以及衛生部一九八二年制定的《中醫古籍整理出版規劃》的要求,今後,我社將經過中醫專家、學者和研究人員在最佳版本基礎上整理的古醫籍,做到有計劃、有系統地陸續出版,以滿足廣大讀者和中醫藥人員的需要。

這次中醫古籍整理出版,力求保持原書原貌,並注意吸收中醫文史研究的新發現、新考證;有些醫籍經過整理後,在一定程度上可反映出當代學術研究的水平。然而,歷代中醫古籍所涉及的内容是極其廣博的,所跨越的年代也是極其久遠的。由於歷史條件所限,有些醫籍夾雜一些不當之説,或迷信色彩,或現代科學尚不能解釋的内容等,希望讀者以辯證唯物主義的觀點加以分析,正確對待,認真研究,從中吸取精華,以推動中醫學術的進一步發展。

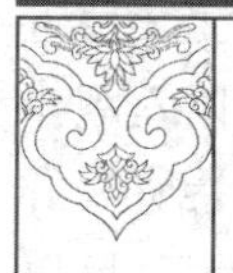

點校説明

《黄元御醫集》共十一種，清代黄元御撰，今分六個分册出版。本書爲第五分册，收載有《四聖心源》《四聖懸樞》兩種。

《四聖心源》是論述内外感傷之作。《四聖懸樞》是論述温、疫、痘、疹之作。以上係《四庫全書總目提要》著録之《黄元御醫書十一種》之七、八也。

黄帝、岐伯、越人、仲景四聖，立診法而傳醫藥，萬世之師也。魏晉以來，下逮明清，賢哲輩出，杏林昌茂。師聖訓而法準繩，參己驗而創新義。其治疾也，每有覆杯而愈之效，其撰著也，探微抉奥，佳惠無窮。遂使華夏人丁興旺，歷數千載而益昌盛。然著述日繁，亦有悖醫理，不足爲訓者。而愚者習用，於醫無補，於民無益。黄氏爲薪傳四聖偉業，正本清源，乃於研習四聖典籍深得其精藴，旁概百氏，臨證心得殷實之時，於乾隆十八年癸酉(公元一七五三年)，述内外百病，原始要終，分作十卷，勒成一部，名之曰《四聖心源》。是書首論陰陽五行、藏府經脈、氣血營衛、精神形骸、六氣脈法等基礎理論，繼述内、婦、瘡瘍、七竅諸科雜病之原始要終，理法方藥齊備，薪傳四聖微旨，探奇抉奥，内容宏富。

温病祖述於《内》《難》《傷寒》，而未及方藥，疫病、痘、疹，四聖無傳。黄氏鑑於後世醫家混熱病於傷寒，遂使温病之義，長訛於百代。而痘病無《經》可循，乃家自爲法，其論每多雜亂而無章，其藥每多孟浪而不精。爲正錯訛而惠將來，乃於研習四聖典籍有成之

際,參以魏晉以來前哲之論,於乾隆十八年癸酉,撰《四聖懸樞》五卷。前四卷分别論述温病、疫病、痘病、疹病之原始要終,以六經辨治,所擬諸方,均宗四聖之旨。卷五伊公四問,辨難前四卷所未詳者,以圓其説。其文探賾索奥,發四聖之微藴,前哲之精言,參以己之臨證經驗,條分縷析,前後融貫,獨俱特色。

傳世之《四聖心源》刻本較多,舉凡道光二十二年壬寅(公元一八四二年)丹徒趙克宣(竹坪)、趙克宜(小樓)昆仲校刻道光十二年壬辰(公元一八三二年)陽湖張琦(翰風)刻本(以下簡稱趙本),咸豐十一年辛酉(公元一八六一年)長沙徐受衡(樹銘)於福州刻本(以下簡稱閩本),同治七年戊辰(公元一八六八年)江夏彭器之(崧毓)於成都刻本(以下簡稱蜀本),同治八年己巳(公元一八六九年)長沙黄濟於重慶刻本(以下簡稱渝本),光緒二十年甲午(公元一八九四年)上海圖書集成印書局排印本(以下簡稱集成本),民國二十四年(公元一九三五年)上海錦章書局石印本(以下簡稱石印本)等。其中以趙本最爲精善。

《四聖懸樞》刻本有咸豐十一年辛酉長沙徐受衡(樹銘)於福州刻本(簡稱閩本),同治七年戊辰江夏彭器之(崧毓)於成都刻本(簡稱蜀本),光緒二十年甲午上海圖書集成印書局排印本(簡稱集成本)等。其中以閩本最佳。

此次點校,《四聖心源》以趙本爲底本,其内容不删節(後附之《莊氏慈幼二書》例外),不改編,並補入徐受衡昌邑黄先生醫書八種序、楊希閔(鐵傭)黄先生醫書八種後跋、彭器之重刻黄氏醫書序、完顔崇實黄氏遺書序、顧復初重刻黄氏遺書序、歐陽兆熊序、黄濟序等,以資識其精藴,考究版本。以閩本、蜀本爲主校本。以集成本、石印本爲旁校本。以《重廣補注黄帝内經素問》(人民衛生出版社一九五六年據唐代王冰注,宋代林億等校,明代顧從德翻宋刻本影印本)、《靈樞經》(人民衛生出版社一九五六年據明趙府居敬堂刻本影印本)、《難經集註》(吴人吕廣等註,明代王九思等輯,商務印書館一九五五年版)、《傷寒論》(人民衛生出版社一九五七年據明代趙開美翻宋版影印本)、《金匱要略方論》(人民衛生出版社一九五六年影印之明代趙開美刻本、清康熙六十年辛丑竇綸堂刻本)及黄氏之其他醫籍爲他校本。《四聖懸樞》以閩本爲底本,其内容不删節,不改編。以蜀本爲主校本。旁校本、他校本與《四聖心源》所用諸本相同。

以上二書,這次整理除標點外,校勘以對校、本校、他校爲主,酌情運用理校,兼以必要的訓詁。具體問題的處理,見以下各點。

(一)底本中確係明顯之錯字、别字、訛字,或筆畫小誤者,如已巳不分、日月混淆等,均予逕改,不出校記。

(二)如係底本錯訛脱衍,則據校本改正或增删,並出校注明。

(三)底本與校本不一,難予肯定何者爲是者,原文不動,出校注明。

(四)書中引録他書之文獻,黄氏多有删節,或縮寫改動,但均不失原意,故置之不論,以保持本書原貌。

(五)書中文義古奥難明之字、詞等,出注訓釋。

(六)凡屬難字、僻字、異讀字,黄氏未注音者,均予注音。注音採用直音法,即漢語拼音加同音字。

(七)凡屬古體字、俗字、一般避諱字(如玄、歷、甯、邱等),均予逕改,不出注或首見出注。

(八)凡屬通假字,一般不改動,首見出注釋明。

(九)生僻、難明之成語、典故,出注説明其出處。

(十)以上二書目録,有錯訛者,均據正文做了訂正。

孫洽熙
西安市中醫醫院　麻瑞亭　主校　徐淑鳳　點校
蕭芳琴

一九八七年七月

總目録

目録

清·黄元御 撰

四圣心源

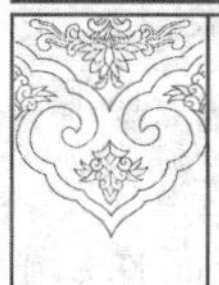

四聖心源自敘

醫有黄帝、岐伯、越人、仲景四聖之書，争光日月。人亡代革，薪火無傳，玉楸子憫後世作者不達其意，既解《傷寒》、《金匱》，乃於己巳〔1〕二月作《四聖心源》，解内外百病，原始要終，以繼先聖之業。創闢大略，遇事輟筆。庚午〔2〕四月，北遊帝城。十一月終，南赴清江。辛未〔3〕二月，隨駕武林〔4〕。四月還署，研思舊草，十得其九，厥功未竟。八月十五，開舟北上，再客京華〔5〕。壬申〔6〕十月，作天人之解，續成全書。癸酉〔7〕二月，解長沙藥性〔8〕，五月删定〔9〕《傷寒》，七月筆削〔10〕《金匱》，八月修温疫痘疹〔11〕，成於九月十七。

維時霖雨初晴，商飆〔12〕徐發，落木〔13〕飄零，黄葉

---

〔1〕己巳　乾隆十四年己巳，即公元一七四九年。

〔2〕庚午　乾隆十五年庚午，即公元一七五零年。

〔3〕辛未　乾隆十六年辛未，即公元一七五一年。

〔4〕武林　杭州，清代名武林。

〔5〕京華　即京都。京都爲文物、人材所萃，故稱京華。《文選・遊仙詩》："京華遊俠窟。"

〔6〕壬申　乾隆十七年壬申，即公元一七五二年。

〔7〕癸酉　乾隆十八年癸酉，即公元一七五三年。

〔8〕長沙藥性　指《長沙藥解》。

〔9〕删定　"删"，定其義也。《後漢書・孔奮傳》："奇博通經典，作《春秋左氏删》。""定"，修而不改也。《書・序》："定禮樂。""删定"，潤色也。

〔10〕筆削　古以竹簡記載文字，遇有訛誤，則以刀削之，並用筆改正之，因謂修改文字爲筆削。即定正也。《史記・孔子世家》："孔子爲《春秋》，筆則筆，削則削。"

〔11〕修温疫痘疹　"修"，撰著也。《春秋經傳集解序》："非聖人所修之要故也。""修温疫痘疹"，撰著《四聖懸樞》。

〔12〕商飆（biāo 標）　秋風也。《梁書・沈約傳・郊居賦》："望商飆而永歎，每樂愷於斯觀。"

〔13〕落木　"落"，樹葉脱落也。凡草曰零，木曰落。見《説文》。"落木"，脱落之樹葉也。

滿階。玉楸子處蕭涼之虚館,坐寂寞之閒牀,起他鄉之遥恨〔1〕,生故國之綿思。悲哉!清秋之氣也,黯然遠客之心矣,爰取《心源》故本,加之潤色。

嗟乎!往者虞卿〔2〕違趙而著《春秋》〔3〕,屈原去楚而作《離騷》,古人論述,往往失地遠客,成於羈愁鬱悶之中。及乎書竣業就,乃心獨喜,然後知當時之失意,皆爲後此之得意無窮也。向使虞卿終相趙國,屈原永宦楚邦,則《離騷》不作,《春秋》莫著,迄於今,其人已朽,其書不傳,兩人之得意,不如其失意也。

當世安樂之人,其得天者誠厚,然隙駟不留,尺波電謝〔4〕,生存而處華屋,零落而歸山丘〔5〕,身與夕露同晞〔6〕,名與朝華並滅,荆棘狐兔之中,樵牧歌吟之下,其爲安樂者焉在!竊以爲天之厚安樂之人,不如其厚羈愁之士,丈夫得失之際,非俗人之所知也。

顧自己巳,以至壬申,歷〔7〕年多矣,元草未就,是天既長與以窮愁之境,而不頻假以蕭閒之日。帝眷〔8〕之隆,何可恃也,良時非多,勖〔9〕之而已。

癸酉九月甲戌昌邑黄元御

---

〔1〕恨 通"憾"。《廣韻》:"憾,恨也。"

〔2〕虞卿 戰國時游説之士,姓虞,其名不傳。説趙孝成王,趙以爲上卿,受相印,乃號虞卿。主張以趙爲主,合縱以抗秦。後因拯救魏相魏齊,棄相印與魏齊同去趙,因困於大梁。已而魏齊死,虞卿窮愁著書。上採《春秋》,下觀近世,曰節、義、稱、號、揣、摩、政、謀,凡八篇,以刺譏國家得失,世傳爲《虞氏春秋》。已佚。

〔3〕《春秋》 指《虞氏春秋》。

〔4〕隙駟不留,尺波電謝 喻易逝之光陰。《文選·重答劉秣陵沼書》:"雖隙駟不留,尺波電謝,而秋菊春蘭,英華靡絶。"

〔5〕生存而處華屋,零落而歸山丘 言人壽有限,富貴者亦終歸死亡。《文選·箜篌引》:"生存在華屋,零落歸山丘。"

〔6〕晞 《説文》:"晞,乾也。"

〔7〕歷 原作"歴",避清高宗弘曆諱,今改。下同。

〔8〕眷 器重也。《宋書·蕭惠開傳》:"晉安王子勛反,惠開乃集將佐謂之曰:吾奉文武之靈,兼荷世祖之眷,今便當投袂萬里,推奉九江。"

〔9〕勖(xù 蓄) 勉也。《説文》:"勖,勉也。"

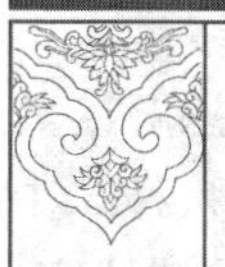

四聖心源後序

醫學盛於上古，而衰於後世。自黄岐立法，定經脈，和藥石，以治民疾，天下遵守，莫之或貳。於是有和、緩、扁鵲、文摯、陽慶、倉公之徒相繼而起，各傳其術，以博施當世，而方藥至張仲景而立極。厥後皇甫謐、王叔和、孫思邈祖述而發揚之。起廢痼，潤枯斃，含生育物，絶厲消沴〔1〕，黄岐之道於斯爲盛。自唐以降，其道日衰，漸變古制，以矜新創。至於金元，劉完素爲瀉火之説，朱彦修作補陰之法。海内沿染，競相傳習，蔑視古經，傾議前哲，攻擊同異，辨説是非。於是爲河間之學者，與易水之學争，爲丹溪之學者，與局方之學争。門户既分，歧途錯出，紛紜擾亂以至於今，而古法蕩然矣。

夫醫雖藝事，而拯疾痛，繫生死，非芝菌星鳥之術，可以詭誕其辭也。陰陽有紀，五行有序，脈絡有度，非博辨横議〔2〕所能推移其則也。一病之作，古今如一，非風俗政令有時代之異也。一藥之入，順逆俄頃，非百年必世可虚遁其説也。然而宋元以來，數百年間，人異其説，家自爲法。按之往籍，則判若水火，綜其會通，則背若秦越。夫豈民有異疾，藥有異治哉？或俗學廢古，惡舊喜新，務爲變動，以結名譽，凡在學者，莫不皆然，而醫其一也。故脈訣出而診要亡，本草盛而物性異，長沙之書亂而傷寒莫治，劉朱之説行而雜病不起，天下之民，不死於病而死於醫，以生人之道，爲殺人之具，豈不哀哉！故凡藝或可殊途，唯醫必

〔1〕沴（lì 力）　天地四時之氣反常，而危害人者。《莊子·大宗師》："陰陽之氣有沴。"

〔2〕横議　肆意議論也。《孟子·謄文公》："聖王不作，諸侯放恣，處士横議。"

歸一致,古經具在,良驗難誣,有識之士,不能不是古而非今矣。

余少好醫學,博覽方籍。讀黄氏《素靈微藴》、《傷寒懸解》,其於黄岐秦張之道,若網在綱,有條不紊。於是乃求其全書,積二十年不可得。歲在己丑[1],承乏館陶[2]貢士張君藴山爲掖校官,得其書六種,録以畀[3]余,乃得究其説,而益嘆其學之至精。長沙而後,一火薪傳,非自尊也。

余既刊《素靈微藴》、《傷寒懸解》、《長沙藥解》,而《四聖心源》爲諸書之會極,乃復校而刊之。粗舉源流正變,以引伸其説。世之爲醫者,能讀黄氏書,則推脈義而得診法,究藥解而正物性,傷寒無夭札之民,雜病無膏肓之嘆。上可得黄岐秦張之精,次可通叔和思邈之説,下可除河間丹溪之弊。昭先聖之大德,作生人之大衛,不亦懿哉！若乃規圜習俗,膠固師説,未遑[4]研究,駭其偏矯,失後事之良資,爲下士之聞道,則非余之所敢知矣。

道光十二年冬十一月陽湖張琦

---

〔1〕己丑 道光九年己丑,即公元一八二九年。

〔2〕館陶 山東省館陶縣。

〔3〕畀(bì 必) 《爾雅·釋詁》:“畀,賜也。”

〔4〕未遑 不及也。《後漢書·南匈奴傳》:“光武初,方平諸夏,未遑外事。”

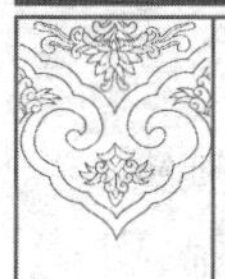

序

宣素不知醫。辛丑〔1〕歲初夏,先君篴〔2〕樓公抱恙,羣醫束手。遷延三閱月,勢益劇。適明府〔3〕龔木民以《四聖心源》一帙見示,宣受而卒讀之,嘆其説理精當,實爲醫家善本。急與醫者議,倣其意製方,以希一效。而疾已大漸〔4〕無及,竊恨是書之不早見也!

因念人子,當父母康强時,依依承順,輒取岐黄家言,庋〔5〕置弗觀,及一旦父母有疾,非不博求醫術,及弗獲效,則當父母牀褥痛楚,呼天號泣,欲嚼舌齧臂,以分親痛而不可得,亦已無如何。而醫者方坐視成敗,以其必不效之術,嘗試於萬一,竟至不諱〔6〕,則云證固不治。

嗚呼!言及此痛,何如耶!昔張從正撰《儒門事親》十五卷,蓋謂儒者,能明其理以事親,當知醫也。

是書作於昌邑黄氏,刻於陽湖張氏〔7〕,因所傳未廣,爰與小摟弟校勘付梓,以廣其傳。區區抱恨私心,亦欲使天下仁人孝子,取是書而急讀之,以善其頤養之方云爾。

道光壬寅〔8〕三月丹徒〔9〕趙克宣竹坪序

---

〔1〕辛丑　清道光二十一年辛丑,即公元一八四一年。

〔2〕篴(dí 敵)　笛也。《廣韻》:"篴,同笛。"

〔3〕明府　漢魏以來,對太守、牧、尹,皆稱府君,或明府君,省稱明府。

〔4〕大漸　病危。《列子·力命》:"七日大漸。"《注》:"漸,劇也。"

〔5〕庋(guǐ 詭)　《玉篇》:"庋,閣也。"

〔6〕不諱　死之婉詞。《漢書·魏相丙吉傳》:"君即有不諱,誰可以自代者?"

〔7〕張氏　清代張琦,字翰風,號宛鄰。

〔8〕壬寅　清道光二十二年壬寅,即公元一八四二年。

〔9〕丹徒　縣名。唐以前故城在今江蘇省鎮江市東南。

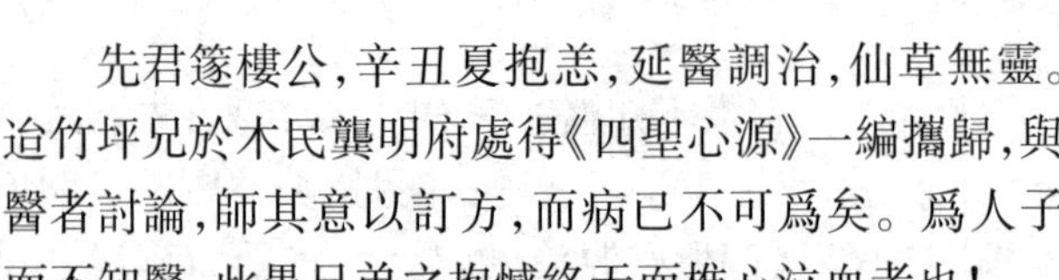

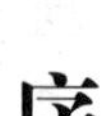

序

先君篴樓公，辛丑夏抱恙，延醫調治，仙草無靈。迨竹坪兄於木民龔明府處得《四聖心源》一編攜歸，與醫者討論，師其意以訂方，而病已不可爲矣。爲人子而不知醫，此愚兄弟之抱憾終天而椎心泣血者也！

伏念是編本昌邑黄氏所著，實稱善本，向曾刻於陽湖宛鄰書屋叢書中。宛鄰張氏集叢書十有二種，除詩、古文、詞外，有黄氏所著《長沙藥解》、《傷寒懸解》、《素靈微藴》，莊氏所著《慈幼二書》，並張氏自著《素問釋義》諸書，而《心源》一書，尤諸書中之至粹至精者。

夫醫雖小道，理極精深，用之得當，如濟世之航，用之不當，如傷人之刃，可不慎歟！近世庸工，藥性湯頭一經熟讀，自詡通人〔1〕。及入病家，論實論虚，猜寒猜熱，以人試藥，莫中病情。求其觀天時之變，察人事之宜，準古酌今，神而明之者，未易數覯〔2〕。此〔3〕矯其弊者，有勿藥中醫之説也。甚至逞其私智〔4〕，立説著書，伐陽滋陰，損人生氣。種種背妄，遺禍無窮，良可慨已！縱有一二依附聖經，强爲詮釋，惜又穿鑿附會，龐雜不精，反令古聖之道，愈解而愈晦矣。

是編宗黄帝、岐伯、越人、仲景四聖人之心傳，而運以精思，達以卓論，抉天人之秘奥，闡順逆之精微，

---

〔1〕通人　學識淵博之人。《論衡·超奇》："通書千篇以上，萬卷以下，弘暢雅閑，審定文牘，而以教授爲人師者，通人也。"

〔2〕覯（gòu 遘）《説文》："覯，遇見也。"

〔3〕此　《六書故》："此，猶兹也。"

〔4〕私智　一己之管見，偏而自矜。《管子·禁藏》："吏多私智者，其法亂。"

作述相承,獨標真諦,舉謬悠[1]之説,一掃而空之,其爲功豈淺鮮哉!愚兄弟不能早購是書以起先君之痼疾,而顧念世之人子或有願讀是書者,爰另梓流傳,以誌終天之憾,且以見[2]事親者之不可不知醫也。竹坪兄與宜悉心校讐,付諸剞劂,謹敍其意,以爲緣起云。

道光壬寅歲季春下浣[3]丹徒趙克宜小樓序

〔1〕謬悠　虛空悠遠。《莊子·天下》:"以謬悠之説。《注》:"謬悠,謂若忘於情實者也。"

〔2〕見(xiàn 限)《史記·淮陰侯傳》:"情見勢屈。"師古曰:"見,顯露也。"

〔3〕下浣　下旬。

昌邑黃先生醫書八種序〔1〕

敍曰：上古天真淳悶〔2〕，嬰疾者少。然而黃帝、岐伯、俞跗、雷公之倫〔3〕，即已勤求至道，惠濟寰宇。豈非風濕寒暑，天不能無偏行，疾痛瘙疴，人亦何容不豫計也。三代之際，掌以專官，世宿其業，民無夭枉。秦棄舊典，術遂淆亂，扁鵲、倉公，晨星落落。至於漢末，長沙崛起，上承往聖，醫乃有宗。魏晉六朝，叔和、張之隱、居翊之微有發明，未言樞轄。唐宋而降，源遠末分，比之江同出岷而枝別三千，淺深汎濫，難以概焉。

國朝昌邑黃氏，概念醫術紛歧，斯道將墜，壹以黃、岐、盧、張四聖爲標準，於是有《四聖心源》、《素靈微蘊》、《四聖懸樞》之作。又念長沙二書，鑽仰雖多，明晦尚半，於是又有《傷寒懸解》、《傷寒説意》、《金匱懸解》之作。《神農本草》，不見《漢志》，中閒地名，頗雜後代，病其非真，不無貽誤，乃復因〔4〕長沙所用之品，推求功用，爲《長沙藥解》四卷。有未備者，别繹《大觀本草》諸書，補之爲《玉楸藥解》八卷。

八種之書，昔遠詞文，義閎體博，末學粗工，卒難尋究。昧者未睹玄微，略循枝葉，輒疑黃氏意主扶陽，不無偏勝。不知黃氏之言曰：足太陰以濕土主令，足陽明從燥金化氣，是以陽明之燥，不敵太陰之濕。及其病也，胃陽衰而脾陰旺，濕居八九。胃主降濁，脾主升清，濕則中氣不運，升降反作，清陽下陷，濁陰上逆。

---

〔1〕昌邑黃先生醫書八種序　原不載，據閩本補。

〔2〕淳悶　質樸而寬大也。《道德經》："其政悶悶，其民淳淳。"

〔3〕倫　《説文》："倫，輩也。"《禮·曲禮》："儗人必於其倫。"

〔4〕因　因襲也。《論語·爲政》："殷因於夏禮，所損益可知也。"

人之衰老病死,莫不由此。以故醫家之藥,首在中氣。中氣在二土之交,土生於火而火化於水,火盛則土燥,水盛則土濕。瀉水補火,抑陰扶陽,使中氣輪轉,清濁復位,卻病延年,莫妙於此。此黄氏之微言也,神而明之,詎有偏勝患乎!

八種之書,刻於張氏〔1〕《宛鄰叢書》〔2〕,四種〔3〕,餘四種,無刻本。銘慮其久將佚也,幕友〔4〕江右楊舍人〔5〕希閔録有全本,因更校刻,以廣其傳。上士十載悟玄,下士見之,以爲尚白,書之媺〔6〕惡,在人自領,何能相貸〔7〕爲縷陳乎。

黄氏尚有《素問懸解》、《靈樞懸解》、《難經懸解》,見《四庫提要》目〔8〕中。今訪未得,殆佚遺矣。

咸豐十一年四月一日長沙徐樹銘

---

〔1〕張氏　陽湖張琦。

〔2〕《宛鄰叢書》　全稱《宛鄰書屋叢書》。張琦號宛鄰,其在北京創建之書室曰"宛鄰書屋"。《宛鄰書屋叢書》,係該書室所刻之叢書也。

〔3〕四種　《四聖心源》、《傷寒懸解》、《長沙藥解》、《素靈微蘊》。

〔4〕幕友　原指將帥幕府中之參謀、書記等,後用爲地方軍政官員延聘辦理文書、刑名、錢穀等佐理人員之通稱,此指後者。《佐治藥言·檢點書吏》:"幕友之爲道,所以佐官而檢吏也。"

〔5〕舍人　《漢書·高帝紀》:"南陽守欲自剄,其舍人陳恢曰死未晚也。"《注》:"舍人,親近左右之統稱也,後遂以爲私屬官也。"

〔6〕媺(měi美)　《廣韻》:"媺,同美,善也。"

〔7〕貸　《説文》:"貸,施也。"

〔8〕《四庫提要》目　即《四庫全書總目提要》存目。

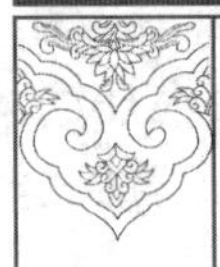

序[1]

嗚呼！醫學之壞，至今日而極矣。其鬻[2]術者無論也，即有一二嗜古之士，欲以涉獵方書，研求醫理，而謬種流傳，往往守一先生之言，以爲標準。俗學茫昧[3]，千手一律，殺人如麻，不可殫記。有詰而難之者，曰：吾之學，朱、張、劉、李之學也，吾之方，固出自景岳《八陣》、葉氏《指南》之所傳也，然而不愈者，有命焉，非醫之咎也。噫！雖予亦以爲非醫之咎也，何則彼其耳目錮蔽已深，性靈汩没[4]日久，雖欲自拔而不能，亦大可哀也已[5]。

余自束髮，侍先父母疾，即喜繙[6]閲醫書。初師喻嘉言昌，又師陳修園念祖，十年無所得。道光戊申[7]，江西陳廣敷溥以玉楸黄先生《醫書八種》抄本相餉。其源不盡出自醫家，而自唐以後，談醫者莫之能及，二千年不傳之絶學，至是始得其真。爰取《四聖心源》、《素靈微藴》，鋟板行世，一時醫風，翕然丕變。

---

〔1〕序　原不載，據蜀本補。

〔2〕鬻（yù 育）《玉篇》：“鬻，賣也，或作買。”《左傳》昭三年：“有鬻踊者。”

〔3〕茫昧　幽昧不明也。《道德指歸論·上德不德》：“變化恍惚，因應無形，希夷茫昧，幾無謚號。”

〔4〕汩没　埋没也。《杜工部草堂詩箋·贈陳二補闕》：“世儒多汩没，夫子獨聲名。”

〔5〕已　用如矣字。《書·洛誥》：“公定，予往已。”

〔6〕繙（fān 翻）　翻覆也。《莊子·天道》：“往見老聃，而老聃不許，於是繙十二經以説。”

〔7〕道光戊申　道光二十八年戊申，即公元一八四八年。

今湘鄉左君菊農繼明毅然以昌明醫學爲己任，費緡錢[1]一千有奇，重刊其全部，而以校讐之役相屬。其嘉惠來學之心，可謂懃矣。夫菊農亦嘗從事於朱、張、劉、李、景岳《八陣》、葉氏《指南》之説者，而一旦棄之如遺。何今之自命爲名醫者先入以爲主，抵[2]死而不悟！讀此書曾不汗流浹[3]背，一發其羞惡是非之良，不亦傎[4]乎！

或曰：朱、張、劉、李，古大家也，張景岳、葉天士，亦近今之名手也，斯與黄氏，優劣惡[5]從而辨之？不知黄氏所傳者，黄帝、岐伯、越人、仲景四聖之心法，彼則背而馳焉。異端曲學[6]，足以害道，辭而闢之，大聲疾呼，吾黨之責也。譬之儒家，《素問》、《靈樞》，醫之六經也，《傷寒》、《金匱》，醫之四子書[7]也。若黄氏之羽翼仲景，方[8]之朱子[9]，何多讓[10]焉！

宗黄氏即以宗仲景，不宗仲景，黄岐之法不立，不宗黄氏，仲景之法不明。昌黎有言：非三代兩漢之書不敢讀。段師琵琶，須不近樂器，十年乃可授，吾願世之好學深思者，將後世一切非聖之書，視之如洪水猛獸，而一以仲景爲歸，涵濡既久，漸漬而化焉。若涉迷津，臻彼岸，導歧路，騁康莊，有不自旋其面目而捐棄故伎[11]，如菊農之勇者，無是人也。

---

〔1〕緡（mín 珉）錢　以繩穿連成串的錢，即貫錢。《漢書·武帝紀》："元狩四年，初算緡錢。"

〔2〕抵　至也。《漢書·禮樂志》："草木零落，抵冬降霜。"

〔3〕浹　《爾雅·釋言》："浹，徹也。"

〔4〕傎（diān 顛）　同顛。《正字通》："顛，别作傎。"

〔5〕惡（wū 污）　《廣韻》："惡，何也。"

〔6〕曲學　邪曲之學術也。《史記·趙世家》："曲學多辨。"

〔7〕子書　凡著書立説，自成一家言者，統稱子書。紀昀曰："自六經以外，立説者，皆子書也。"

〔8〕方　比也。《論語·憲問》："子貢方人。"

〔9〕朱子　指朱振亨。

〔10〕讓　通"攘"。《讀書通》："讓，通作攘。""攘"，《正韻》："攘，遜也。"

〔11〕伎　通"技"。《書·秦誓》："無他伎。"

黄氏尚有《周易懸象》[1]、《素問懸解》、《靈樞懸解》若干卷，《四庫全書提要》[2]存目中已著録。聞其昌邑裔孫珍藏甚密，儻更有大力者搜而傳之，於以康濟羣生，補捄[3]劫運，豈非醫林之盛事哉！

同治元年月四朔日湘潭後學歐陽兆熊序

〔1〕《周易懸象》　原作《周易懸解》。據《四庫全書總目提要》《昌邑縣志》改。

〔2〕《四庫全書提要》　即《四庫全書總目提要》。

〔3〕捄(jiù 救)　《集韻》:“捄，同救。”

序[1]

余癸亥[2]在資州，患失眠疾，醫者言，人人殊，各盡所學，迄未霍然。甲子[3]因公赴長沙，遇左君繼明，爲治頗效。見其爲人主方輒有驗，詢之始知寢饋於黄氏醫書者有年。其書理明辭達，迥異諸家，因攜以入蜀。

乙丑[4]秋，權[5]渝郡錫韋卿觀察及同官諸君子咸善是書，相與醵金[6]鏤版[7]，以廣其傳。至是告成，爰弁[8]數言，以志緣起。

同治丙寅八月長沙黄濟識

---

〔1〕序　原不載，據蜀本補。

〔2〕癸亥　同治二年癸亥，即公元一八六三年。

〔3〕甲子　同治三年甲子，即公元一八六四年。

〔4〕乙丑　同治四年乙丑，即公元一八六五年。

〔5〕權　攝官曰權。《鼠璞》："權字唐始用之，韓愈權知國子博士，三歲爲真。"

〔6〕醵金　湊錢也。《清異録·器具·黑金社》："廬山白鹿洞遊士輻湊，每冬寒醵金市烏薪爲禦冬備，號黑金社。"

〔7〕鏤版　即雕版印刷。唐以前，凡書籍皆爲寫本。敦煌出土之《金剛經》，題有"咸通九年四月十五日王玠爲二親敬造普施"，爲訖今發現之世界最早著明確實年月的鏤版成品。

〔8〕弁　冠也。《書·金滕》："王與大夫盡弁，以啓金滕之書。"

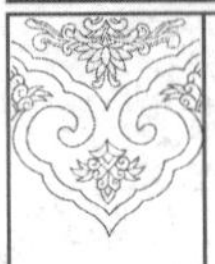

黄氏遺書序[1]

醫者，生人之術也，不善用之，則之[2]生而之死。昔仲景痛宗族之淪亡，患醫者之不研求經旨，著《傷寒》、《金匱》諸書。方術家奉爲神明，競相祖述。顧[3]其文詞簡古，理解深微，猝難尋求，又爲王叔和亂其篇第，旨趣隔越，加以庸工罔識，私智穿鑿，别立異説，枝葉横生，譌謬百出，遂使學者去此昭昭，即彼昏昏，幾成痼疾。蓋自宋元以來，斯道榛蕪[4]極矣。

國朝[5]龍興[6]，開運遂開，古來絶學，自晦昧而就高明，如日再中。即方術一家，亦駸駸[7]乎抗衡往哲，標準來兹[8]。若吴江徐靈胎、錢塘張隱菴、吴門葉天士、閩中陳修園諸人，皆有廓清推[9]陷之功，羽翼闡揚之力，而集其大成者，尤推昌邑黄坤載先生。

〔1〕黄氏遺書序　原不載，據蜀本補。

〔2〕之　主也。《玉篇》："之，適也。""適（dì 的）"，《詩·衛風·伯兮》："豈無膏沐，誰適爲容。"《傳》："適，主也。"

〔3〕顧　猶但也。《禮·祭統》："是故上有大澤，則惠必及下，顧上先下後耳。"

〔4〕榛蕪　荒廢也。《抑待制文集·三月十日觀南安越使君所藏書畫古器物》詩："南唐常侍六書學，凌轢斯邈開榛蕪。"

〔5〕國朝　本朝。《文選·求自試表》："今臣無德可述，無功可記，若此終年，無益國朝。"

〔6〕龍興　喻新王朝之興起。《尚書序》："漢室龍興，開設學校，旁求儒雅，以闡大猷。"

〔7〕駸駸　疾速也。《梁簡文帝集·如影》詩："朝光照皎皎，夕漏轉駸駸。"

〔8〕來兹　今後也。《文選·古詩十九首》之十五："爲樂當及時，何能待來兹。"

〔9〕推　舉也。《公羊·莊十年傳》注："推兵入竟。"《疏》："推，舉也。"

先生著書,以地元[1]爲主,以扶陽抑陰爲義。窺其旨趣,蓋原本大《易》[2],合符《河》[3]、《洛》[4],約契《參同》[5],所謂陰陽會通,玄冥幽微者。於仲景之學,不啻親承謦咳[6]而面聆緒言也。

夫死病而藥生之,醫莫不有是心也,乃生病而藥死之,夫豈醫者之本意,抑亦誤於其所讀之書而已。先生痛心疾首,於謬種之流傳,而獨以超悟析此微言,其有功於仲景,豈鮮哉,抑其有德於生民,豈有涯涘[7]哉!

彭器之觀察[8]服膺[9]是書,謀鋟版於蜀,以廣其傳,並丐余一言以爲重。余惟[10]先生之書,凡有識者,皆知其不可祧[11]。特恐學者襲謬承譌,不肯捐棄故技,故特表章之,庶幾知所從事云爾。

時同治七年歲在戊辰八月之吉完顏崇實序

---

〔1〕地元　“地”,《易·説卦》:“坤爲地。”“地元”,“坤元”。
〔2〕《易》　《周易》。
〔3〕《河》　《河圖》。
〔4〕《洛》　《洛書》。
〔5〕《參同》　《參同契》。
〔6〕謦咳　喻談笑也。《莊子·徐无鬼》:“況乎昆弟親戚之謦咳其側者乎!”
〔7〕涯涘　邊際也。《昌黎集·柳子厚墓誌銘》:“汎濫停蓄爲深博無涯涘,而自肆於山水間。”
〔8〕觀察　清代道員之俗稱。見《稱謂録·各道·觀察》。
〔9〕服膺　衷心信服也。《世説新語·品藻》:“高情遠致,弟子蚤已服膺,一吟一咏,許將北面。”
〔10〕惟　《説文》:“惟,凡思也。”段《注》:“凡思,浮泛之思。”
〔11〕祧　超越也。《禮·祭法》《疏》:“祧之言超也。”

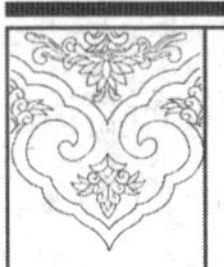

重刻黄氏遺書序[1]

昌邑黄坤載先生,學究天人,湛深《易》理,其精微之藴,托[2]醫術以自見[3]。著《傷寒懸解》、《金匱懸解》、《傷寒説意》、《長沙藥解》、《玉楸藥解》、《四聖心源》、《四聖懸樞》、《素靈微藴》等書,凡八種,一掃積蒙,妙析玄解,自仲景以後,罕有倫比。其宗旨言:中皇轉運,沖氣布濩[4],水木宜升,金火宜降而已。

蓋乾坤之運,一闔一闢,陰陽之用,一消一長,易道易簡,理固如是,即醫亦豈有殊理哉!且惟聖人,爲能法天,自大賢以下,則皆法也,夫豈不用天,天在地中故也。黄泉黑壤,深潛九幽,而一陽自地而發,生五行,附地而旋轉,而變化,裁成之道在此矣。余嘗取先生所言證之《靈樞》、《素問》及《傷寒》、《金匱》諸書,意皆符合,特古人未嘗顯言,至先生始揭其秘耳。

先生虚明研慮,嘗自負古人無雙。曩[5]時讀仲景書,幾乎一字不解,迨其後一旦大悟,遂成此八種。夫以先生之虚明,而猶有所不解,其不解,殆非猶夫人之不解矣。以先生之研慮,而猶有待於悟,其所悟,殆非猶夫人之所悟矣。乃至於既悟而所言之理,固猶夫人之所知也,然不能不推先生爲獨知。

---

〔1〕重刻黄氏遺書序　原不載,據蜀本補。

〔2〕托　通"託"。《陶淵明集·詩山海經》詩之一:"衆鳥欣有托,吾亦愛吾廬。"

〔3〕見　《史記·淮陰侯傳》:"情見勢屈。"師古曰:"見,顯露也。"

〔4〕布濩　散布也。《司馬相如傳·上林賦》:"布濩閎澤,延曼太原。"

〔5〕曩(nǎng 攮)　往昔也。《左傳》襄二四年:"曩者志入而已,今則怯也。"

《老子》曰:知常曰明。又曰:上士聞道,勤而行之。中士聞道,若存若亡。下士聞道,大笑之,不笑之,不足爲道。然則讀先生是書者,可於此而得其微意所在矣。夫《易》言天道,而寄其用於卜筮,先生明《易》,而著其理於醫術,天下事何淺之非深,何遠之非近,豈獨醫爲然哉!

器之觀察將刻是書,嘉惠[1]學者,以復初略嘗從事於此,屬爲序言,爰述大旨。至其精微所在,不可得[2]而陳也。

同治七年歲次戊辰九月之吉吴郡顧復初序

〔1〕嘉惠　施惠也。《陳公行狀》:"天子嘉惠群臣而引懕焉,德至厚也。"
〔2〕得　猶能也。《韓詩外傳》:"不能勤苦,焉得行此。"

重刻黄氏醫書序〔1〕

古今醫書，汗牛充棟，讀不勝讀，尤刻不甚刻也。不善讀者，狃〔2〕於所習，失之於偏，則其誤猶在一己，不善刻者，茫無所擇，失之於濫，則其害將徧天下。夫刻書者豈嘗有意貽害哉，其心方以著書立説，皆有利於人世，而詎〔3〕知適以成害耶。且天地閒之可以生人者，無不可以殺人者也。聖人體天地好生之心，制爲種種生人之具，後世寖〔4〕失其意，遂往往至於殺人。兵刑其大端，而醫術則亦非細故也。

上古醫藥未興，其民多壽，後世方書日繁，其民多夭，其故何哉？蓋醫藥非所以生人，特補天地之或有所憾，而人乃恃有醫藥，每無疾而致疾，有疾而又不慎其疾，此殺人之所以多也。夫神農著《本草》，而後世讀《本草》者，輒各主所見，其説不同。越人著《難經》，而讀《難經》者，復不求甚解，而其旨益晦。聖人以生人之心著書，故其書一而精，世人以售術之心著書，故其書駮〔5〕而辨〔6〕。彼淺陋者勿論已〔7〕，即專門名家，赫赫在人耳目者，亦不免有自炫其術之見。此仲景氏《金匱》一書，能以生人爲心，故遂獨有千古。而昌邑黄氏宗之，微言創義，暢發其旨，亦可謂獨得千

〔1〕重刻黄氏醫書序　原不載，據蜀本補。

〔2〕狃　《玉篇》："狃，狎也。""狎"，通"狹"。《玉篇》："狎，亦作狹。"

〔3〕詎　《説文》："詎，猶豈也。"

〔4〕寖　逐漸也。《漢書·禮樂志》："恩愛寖薄。"

〔5〕駮　通"駁"，雜也。《荀子·王霸》："粹而王，駮而霸，無一焉而亡。"

〔6〕辨　《正韻》："辨，音辯，義同。"

〔7〕已　用如"矣"字。《書·洛誥》："公定，予往已。"

古之秘者矣。顧[1]其書不甚傳,陽湖張氏求其全集,積二十年乃得刊行於世,於是遠近始稍有知之者。

夫學儒不宗六經,而好騁[2]百氏之説,其學卑,習醫不宗仲景,而墨守一家之言,其術謬。譬如聖人制兵與刑,辟[3]以止辟,刑期[4]無刑,皆生人之心也。自姑息之政行,嚴酷之吏起,而生意凋敝矣。予既讀黄氏之書,而猶恐其行之不遠也,復命次兒汝琮鋟版[5]多印,以寄四方。願好言醫者,家置一編,即欲藉以售術,亦庶幾不失宗旨也夫。

同治七年十二月江夏彭崧毓撰

---

〔1〕顧　猶但也。《禮・祭統》:"上有大澤,則惠必及下,顧上先下後耳。"

〔2〕騁(chěng 逞)　發揮也。《文選・答賓戲》:"亡命漂説,覊旅騁辭。"

〔3〕辟　《説文》:"辟,法也。"段《注》:"辟,引伸之爲罪也。謂犯法者,則執法以罪之也。"

〔4〕期　希望也。《書・大禹謨》:"刑期於無刑。"

〔5〕鋟版　刻書版也。《香溪集・答姚令聲書》:"鋟板散鬻。""板",同"版"。

四聖心源目録

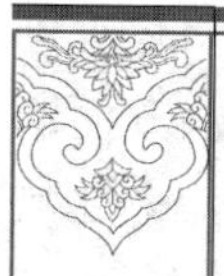

四聖心源卷一

昌邑黄元御坤載著

昔在黄帝，諮於岐伯，作《内經》以究天人之奥。其言曰：善言天者，必有驗於人。然則善言人者，必有驗於天矣。天人一也，未識天道，焉知人理！

慨自越人、仲景而後，秘典弗著，至教無傳。歎帝宰之杳茫，悵民義之幽深，徒託大象〔1〕，不測其原，空撫渺躬〔2〕，莫解其要。人有無妄之疾，醫乏不死之方，羣稱乳虎〔3〕，衆號蒼鷹。哀彼下泉之人，念我同門之友，作天人解。

天　人　解

陰　陽　變　化

陰陽未判，一氣混茫。氣含陰陽，則有清濁，清則浮升，濁則沉降，自然之性也。升則爲陽，降則爲陰，陰陽異位，兩儀〔4〕分焉。清濁之間，是謂中氣，中氣者，陰陽升降之樞軸，所謂土也。

---

〔1〕大象　宇宙一切事物之本原。《老子》："執大象，天下往。"《注》："大象，天象之母也。"

〔2〕躬　猶己也。《禮記·樂記》："不能反躬。"

〔3〕乳虎　育子之母虎，性尤兇猛。《漢書·義縱傳》："寧成爲濟南都尉，其治如狼牧羊……號曰：寧見乳虎，無直寧成之怒。"《注》："猛獸産乳，養護其子，則搏噬過常，故以喻也。"

〔4〕兩儀　天地。《易·繫辭》："是故易有太極，是生兩儀。"《疏》："不言天地，而言兩儀者，指其物體。下與四象相對，故曰兩儀，謂兩體容儀也。"

樞軸運動,清氣左旋,升而化火,濁氣右轉,降而化水。化火則熱,化水則寒。方其半升,未成火也,名之曰木。木之氣温,升而不已,積温成熱,而化火矣。方其半降,未成水也,名之曰金。金之氣凉,降而不已,積凉成寒,而化水矣。

水、火、金、木,是名四象〔1〕。四象即陰陽之升降,陰陽即中氣之浮沉。分而名之,則曰四象,合而言之,不過陰陽,分而言之,則曰陰陽,合而言之,不過中氣所變化耳。

四象輪旋,一年而周。陽升於歲半之前,陰降於歲半之後。陽之半升則爲春,全升則爲夏,陰之半降則爲秋,全降則爲冬。春生夏長,木火之氣也,故春温而夏熱。秋收冬藏,金水之氣也,故秋凉而冬寒。土無專位,寄旺於四季之月,各十八日,而其司令之時,則在六月之閒。土合四象,是謂五行也。

五 行 生 剋

五行之理,有生有剋,木生火,火生土,土生金,金生水,水生木,木剋土,土剋水,水剋火,火剋金,金剋木。其相生相剋,皆以氣而不以質也,成質則不能生剋矣。

蓋天地之位,北寒、南熱、東温、西凉。陽升於東,則温氣成春,升於南,則熱氣成夏,陰降於西,則凉氣成秋,降於北,則寒氣成冬。春之温生夏之熱,夏之熱生秋之凉,秋之凉生冬之寒,冬之寒生春之温。土爲四象之母,實生四象,曰火生土者,以其寄宫在六月火令之後,六月濕盛,濕爲土氣也。其實水火交蒸,乃生濕氣,六月之時,火在土上,水在土下,寒熱相逼,是以濕動。濕者,水火之中氣。土寄位於西南,南熱而西凉,故曰火生土,土生金也。

相剋者,制其太過也。木性發散,斂之以金氣,則木不過散;火性升炎,伏之以水氣,則火不過炎;土性濡濕,疏之以木氣,則土不過濕;金性收斂,温之以火氣,則金不過收;水性降潤,滲之以土氣,

〔1〕四象 四時之象也。《易·繫辭》:"兩儀生四象。"《疏》:"四象謂金、木、水、火。震木、離火、兑金、坎水,各主一時。"

則水不過潤,皆氣化自然之妙也。

藏府生成

人與天地相參也。陰陽肇基,爰有祖氣,祖氣者,人身之太極[1]也。祖氣初凝,美惡攸分,清濁純雜,是不一致,厚薄完缺,亦非同倫,後日之靈蠢壽夭,貴賤貧富,悉於此判,所謂命秉於生初也。

祖氣之内,含抱陰陽,陰陽之閒,是謂中氣。中者,土也,土分戊己,中氣左旋,則爲己土,中氣右轉,則爲戊土。戊土爲胃,己土爲脾。

己土上行,陰升而化陽,陽升於左,則爲肝,升於上,則爲心。戊土下行,陽降而化陰,陰降於右,則爲肺,降於下,則爲腎。肝屬木而心屬火,肺屬金而腎屬水。是人之五行也。

五行之中,各有陰陽,陰生五藏,陽生六府。腎爲癸水,膀胱爲壬水,心爲丁火,小腸爲丙火,肝爲乙木,膽爲甲木,肺爲辛金,大腸爲庚金。五行各一,而火分君相,藏有心主相火之陰,府有三焦相火之陽也。

氣血原本

肝藏血,肺藏氣,而氣原於胃,血本於脾。蓋脾土左旋,生發之令暢,故温暖而生乙木,胃土右轉,收斂之政行,故清涼而化辛金。午半陰生,陰生則降,三陰右降,則爲肺金。肺金即心火之清降者也,故肺氣清涼而性收斂。子半陽生,陽生則升,三陽左升,則爲肝木。肝木即腎水之温升者也,故肝血温暖而性生發。腎水温升而化木者,緣己土之左旋也,是以脾爲生血之本。心火清降而化金者,緣戊土之右轉也,是以胃爲化氣之原。

氣統於肺,凡藏府經絡之氣,皆肺氣[2]之所宣布也,其在藏府則曰氣,而在經絡則爲衛。血統於肝,凡藏府經絡之血,皆肝血之

〔1〕太極　指原始混沌之氣。《易·繫辭》:"易有太極,是生兩儀,兩儀生四象,四象生八卦。"

〔2〕氣　原作"金",諸本均同,據上下文義、下文"皆肝血之所流注也"改。

所流注也,其在藏府則曰血,而在經絡則爲營。營衛者,經絡之氣血也。

精神化生

肝血温升,升而不已,温化爲熱,則生心火,肺氣清降,降而不已,清化爲寒,則生腎水。水之寒者,六府之悉凝也,陰極則陽生,故純陰之中,又含陽氣,火之熱者,六府之盡發也,陽極則陰生,故純陽之中,又胎陰氣。陰中有陽,則水温而精盈,陽中有陰,則氣清而神旺。

神發於心,方其在肝,神未旺也,而已現其陽魂,精藏於腎,方其在肺,精未盈也,而先結其陰魄。《素問》:隨神往來者,謂之魂,並精出入者,謂之魄。蓋陽氣方升,未能化神,先化其魂,陽氣全升〔1〕,則魂變而爲神。魂者,神之初氣,故隨神而往來。陰氣方降,未能生精,先生其魄,陰氣全降,則魄變而爲精。魄者,精之始基,故並精而出入也。

形體結聚

肝主筋,其榮爪,心主脈,其榮色,脾主肉,其榮脣,肺主皮,其榮毛,腎主骨,其榮髮。凡人之身,骨以立其體幹,筋以束其關節,脈以通其營衛,肉以培其部分,皮以固其肌膚。

皮毛者,肺金之所生也,肺氣盛則皮毛緻密而潤澤。肌肉者,脾土之所生也,脾氣盛則肌肉豐滿而充實。脈絡者,心火之所生也,心氣盛則脈絡疏通而條達。筋膜者,肝木之所生也,肝氣盛則筋膜滋榮而和暢。髓骨者,腎水之所生也,腎氣盛則髓骨堅凝而輕利。五氣皆備,形成而體具矣。

五官開竅

肝竅於目,心竅於舌,脾竅於口,肺竅於鼻,腎竅於耳。五藏之

---

〔1〕升 原作"生",諸本均同,音同之誤,據下文"陰氣全降"改。

精氣,開竅於頭上,是謂五官。

手之三陽,自手走頭,足之三陽,自頭走足,頭爲手足六陽之所聚會。五藏陰也,陰極生陽,陽性清虚而親上,清虚之極,神明出焉。五神發露,上開七竅,聲色臭味,於此攸辨。

官竅者,神氣之門户也。清陽上升,則七竅空靈,濁陰上逆,則五官窒塞。清升濁降,一定之位。人之少壯,清升而濁降,故上虚而下實,人之衰老,清陷而濁逆,故下虚而上實。七竅之空靈者,以其上虚,五官之窒塞者,以其上實。其實者,以其虚也,其虚者,以其實也。

五氣分主

肝屬木,其色青,其臭臊,其味酸,其聲呼,其液泣。心屬火,其臭焦,其味苦,其聲笑,其液汗,其色赤。脾屬土,其味甘,其聲歌,其液涎,其色黄,其臭香。肺屬金,其聲哭,其液涕,其色白,其臭腥,其味辛。腎屬水,其液唾,其色黑,其臭腐,其味鹹,其聲呻。

蓋肝主五色,五藏之色,皆肝氣之所入也,入心爲赤,入脾爲黄,入肺爲白,入腎爲黑。心主五臭,五藏之臭,皆心氣之所入也,入脾爲香,入肺爲腥,入腎爲腐,入肝爲臊。脾主五味,五藏之味,皆脾氣之所入也,入肺爲辛,入腎爲鹹,入肝爲酸,入心爲苦。肺主五聲,五藏之聲,皆肺氣之所入也,入腎爲呻,入肝爲呼,入心爲言,入脾爲歌。腎主五液,五藏之液,皆腎氣之所入也,入肝爲淚,入心爲汗,入脾爲涎,入肺爲涕。

五味根原

木曰曲直,曲直作酸。火曰炎上,炎上作苦。金曰從革,從革作辛。水曰潤下,潤下作鹹。土爰稼穡,稼穡作甘〔1〕。火性炎上,上炎則作苦。水性潤下,下潤則作鹹。木性升發,直則升而曲則不升,鬱而不升,是以作酸。金性降斂,從則降而革則不降,滯而不

〔1〕木曰曲直……稼穡作甘　語出《尚書·洪範》。

降,是以作辛。使坎離交姤[1],龍虎迴環,則火下炎而不苦,水上潤而不鹹,木直升而不酸,金從降而不辛。

金木者,水火所由以升降也。木直則腎水隨木而左升,金從則心火隨金而右降。木曲而不直,故腎水下潤,金革而不從,故心火上炎。而交濟水火,升降金木之權,總在於土。土者,水火金木之中氣,左旋則化木火,右轉則化金水,實四象之父母也。不苦、不鹹、不酸、不辛,是以味甘。己土不升,則水木下陷,而作酸鹹,戊土不降,則火金上逆,而作苦辛。緣土主五味,四象之酸苦辛鹹,皆土氣之中鬱也。

四象之内,各含土氣,土鬱則傳於四藏,而作諸味。調和五藏之原,職在中宫也。

五情緣起

肝之氣風,其志爲怒。心之氣熱,其志爲喜。肺之氣燥,其志爲悲。腎之氣寒,其志爲恐。脾之氣濕,其志爲思。蓋陽升而化火則熱,陰降而化水則寒。離火上熱,泄而不藏,斂之以燥金,則火交於坎府,坎水下寒,藏而不泄,動之以風木,則水交於離宫。木生而火長,金收而水藏。當其半生,未能茂長,則鬱勃而爲怒,既長而神氣暢達,是以喜也。當其半收,將至閉藏,則牢落[2]而爲悲,既藏而志意幽淪,是以恐也。

物情樂升[3]而惡降,升爲得位,降爲失位。得位則喜,未得則怒,失位則恐,將失則悲,自然之性如此。其實總土氣之迴周而變化也。

己土東升,則木火生長,戊土西降,則金水收藏,生長則爲喜怒,收藏則爲悲恐。若輪樞莫運,升降失職,喜怒不生,悲恐弗作,則土氣凝滯,而生憂思。

---

〔1〕姤(gòu 構) 通"遘"。《易·姤·釋文》薛《注》:"姤,古文作遘。""遘",通"構"。《文選》:"豺虎方遘患。"《注》:"遘,與構同。"

〔2〕牢落 孤寂也。《文選·文賦》:"心牢落而無偶,意徘徊而不能揥。"

〔3〕升 原作"生",據下文"升爲得位"、閩本、蜀本、集成本、石印本改。

心之志喜，故其聲笑，笑者，氣之升達而酣適也。腎之志恐，故其聲呻，呻者，氣之沉陷而幽菀[1]也。肝之志怒，故其聲呼，呼者，氣方升而未達也。肺之志悲，故其聲哭，哭者，氣方沉而將陷也。脾之志憂，故其聲歌，歌者，中氣結鬱，故長歌以泄懷也。

精華滋生

陰生於上，胃以純陽而含陰氣，有陰則降，濁陰[2]下降，是以清虛而善容納。陽生於下，脾以純陰而含陽氣，有陽則升，清陽上升，是以温暖而善消磨。水穀入胃，脾陽磨化，渣滓下傳，而爲糞溺，精華上奉，而變氣血。

氣統於肺，血藏於肝，肝血温升，則化陽神，肺氣清降，則産陰精。五藏皆有精，悉受之於腎，五藏皆有神，悉受之於心，五藏皆有血，悉受之於肝，五藏皆有氣，悉受之於肺，總由土氣之所化生也。

土爰稼穡，稼穡作甘，穀味之甘者，秉土氣也。五穀香甘，以養脾胃，土氣充盈，分輸四子。己土左旋，穀氣歸於心肺，戊土右轉，穀精歸於腎肝。脾胃者，倉廩之官，水穀之海，人有胃氣則生，絶胃氣則死。胃氣即水穀所化，食爲民天[3]，所關非細也。

糟粕傳導

水穀入胃，消於脾陽，水之消化，較難於穀。緣脾土磨化，全賴於火，火爲土母，火旺土燥，力能剋水，脾陽蒸動，水穀精華，化爲霧氣，游溢而上，歸於肺家，肺金清肅，霧氣降灑，化而爲水，如釜水沸騰，氣蒸爲霧也。

氣化之水，有精有粗，精者入於藏府而爲津液，粗者入於膀胱而爲溲溺。溲溺通利，胃無停水，糟粕後傳，是以便乾。

《靈樞·營衛生會》：上焦如霧，中焦如漚，下焦如瀆。氣水變

---

〔1〕菀 《廣韻》：“菀，紆勿切，音鬱，義同。”

〔2〕陰 原作“氣”，據下文“清陽上升”、蜀本改。

〔3〕食爲民天 即“民以食爲天”，語出《史記·酈生傳》。

化於中焦,漚者,氣水方化而未盛也,及[1]其已化,則氣騰而上,盛於胸膈,故如霧露,水流而下,盛於膀胱,故如川瀆。川瀆之決,由於三焦,《素問·靈蘭秘典》:三焦者,決瀆之官,水道出焉。

蓋三焦之火秘,則上温脾胃而水道通,三焦之火泄,則下陷膀胱而水竅閉。《靈樞·本輸》:三焦者,足太陽少陰之所將,太陽之别也。上踝五寸,别入貫腨腸,出於委陽,並太陽之正,入絡膀胱,約下焦,實則閉癃,虚則遺溺。以水性蟄藏,太陽寒水蟄藏,三焦之火秘於腎藏,則内温而外清。水府清通,上竅常開,是以氣化之水滲於膀胱,而小便利。若太陽寒水不能蟄藏,三焦之火泄於膀胱,膀胱熱癃,水竅不開,脾胃寒鬱,但能消穀,不能消水,水不化氣上騰,爰與穀滓並入二腸,而爲泄利。泄利之家,水入二腸而不入膀胱,是以小便不利。所謂實則閉癃者,三焦之火泄於膀胱也。

經脈[2]起止

膽、胃、大腸、小腸、三焦、膀胱,是謂六府,肝、心、脾、肺、腎、心包,是謂六藏,六藏六府,是生十二經。經有手足不同,陽明大腸、太陽小腸、少陽三焦,是謂手之三陽經,陽明胃、太陽膀胱、少陽膽,是謂足之三陽經,太陰脾、少陰腎、厥陰肝,是謂足之三陰經,太陰肺、少陰心、厥陰心主,是謂手之三陰經。

手之三陽,自手走頭。手陽明,自次指,出合谷,循臂上廉,上頸,入下齒,左之右,右之左,上挾鼻孔。手太陽,自小指,從手外側,循臂下廉,上頸,至目内眥。手少陽,自名指[3],循手表,出臂外,上頸,至目鋭眥。三經皆自臂外而走頭,陽明在前,太陽在後,少陽在中。

足之三陽,自頭走足。足陽明行身之前,自鼻之交頞,循喉嚨,入缺盆,下乳,挾臍,循脛外,入大指次指。足太陽行身之後,自目内眥,上額,交巔,下項,挾脊,抵腰,貫臀,入膕中,出外踝,至小指。

---

[1] 及 原作"既",據上下文義、閩本、蜀本改。
[2] 脈 原作"絡",諸本均同,據目録、本節正文改。
[3] 名指 即手無名指。

足少陽行身之側,自目鋭眥,從耳後,下頸,入缺盆,下胸,循脇,從膝外廉,出外踝,入名指〔1〕。三經皆自腿外而走足,陽明在前,太陽在後,少陽在中。

足之三陰,自足走胸。足太陰行身之前,自大指,上内踝,入腹,上膈。足少陰行身之後,自小指,循内踝,貫脊,上膈,注胸中。足厥陰行身之側,自大指,上内踝,抵小腹,貫膈,布脇肋。三經皆自腿裏而走胸,太陰在前,少陰在後,厥陰在中。

手之三陰,自胸走手。手太陰,自胸,出腋下,循臑内前廉,入寸口,至大指。手少陰,自胸,出腋下,循臑内後廉,抵掌後,至小指。手厥陰,自胸,出腋下,循臑内,入掌中,至中指。三經皆自臂裏而走手,太陰在前,少陰在後,厥陰在中。

手三陽之走頭,足三陽之走足,皆屬其本府而絡其所相表裏之藏,足三陰之走胸,手三陰之走手,皆屬其本藏而絡其所相表裏之府。手陽明與手太陰爲表裏,足陽明與足太陰爲表裏,手太陽與手少陰爲表裏,足太陽與足少陰爲表裏,手少陽與手厥陰爲表裏,足少陽與足厥陰爲表裏。六陽六陰,分行於左右手足,是謂二十四經也。

奇經部次

奇經八脈,督、任、衝、帶、陽蹻、陰蹻、陽維、陰維。督脈行於身後,起於下極之俞,並入脊裏,上至風府,入屬於腦,諸陽之綱也。任脈行於身前,起於中極之下,循腹裏,上關元,入目,絡舌,諸陰之領也。衝脈起於氣衝,並足少陰,挾臍上行,至胸中而散,諸經之海也。帶脈起於季脇,迴身一周,環腰如帶,諸經之約也。陽蹻起於跟中,循外踝上行,入於風池,主左右之陽也。陰蹻起於跟中,循内踝上行,交貫衝脈,主左右之陰也。陽維起於諸陽會,維絡於身,主一身之表也。陰維起於諸陰交,維絡於身,主一身之裏也。陽蹻、陽維者,足太陽之别。陰蹻、陰維者,足少陰之别。

---

〔1〕名指　即足無名趾。

凡此八脈者,經脈之絡也。經脈隆盛,入於絡脈,絡脈滿溢,不拘於經,内溉藏府,外濡腠理,别道自行,謂之奇經也。

營氣運行

水穀入胃,化生氣血。氣之慓悍者,行於脈外,命之曰衛。血之精專者,行於脈中,命之曰營。

營衛運行,一日一夜,周身五十度。人一呼,脈再動,一吸,脈再動,呼吸定息,脈五動,閏以太息,脈六動。一息六動,人之常也,一動脈行一寸,六動脈行六寸。

《靈樞·脈度》:手之六陽,從手至頭,長五尺,五六三丈。手之六陰,從手至胸,長三尺五寸,三六一丈八尺,五六三尺,合二丈一尺。足之六陽,從足至頭,長八尺,六八四丈八尺。足之六陰,從足至胸,長六尺五寸,六六三丈六尺,五六三尺,合三丈九尺。蹻脈從足至目,長七尺五寸,二七一丈四尺,二五一尺,合一丈五尺。督脈、任脈,長四尺五寸,二四八尺,二五一尺,合九尺。凡都合一十六丈二尺。平人一日一夜,一萬三千五百息,一息脈行六寸,十息脈行六尺。一日百刻,一刻一百三十五息,人氣半周於身,脈行八丈一尺,兩刻二百七十息,人氣一周於身,脈行十六丈二尺,百刻一萬三千五百息,人氣五十周於身,脈行八百一十丈。

營氣之行也,常於平旦寅時,從手太陰之寸口始。自手太陰注手陽明,足陽明注足太陰,手少陰注手太陽,足太陽注足少陰,手厥陰注手少陽,足少陽注足厥陰,終於兩蹻、督、任,是謂一周也。二十八脈,周而復始,陰陽相貫,如環無端。五十周畢,明日寅時,又會於寸口。此營氣之度也。

衛氣出入

衛氣,晝行陽經〔1〕二十五周,夜行陰藏二十五周。

衛氣之行也,常於平旦寅時,從足太陽之睛明始。睛明在目之

〔1〕經 原作"氣",據下文"夜行陰藏"、閩本、蜀本、集成本改。

内眥,足太陽之穴也。平旦陽氣出於目,目張則氣上行於頭,循項,下足太陽,至小指之端。别入目内眥,下手太陽,至小指之端。别入目鋭眥,下足少陽,至小指次指之端。上循手少陽之分側,下至名指[1]之端。别入耳前,下足陽明,至中指之端。别入耳下,下手陽明,至次指之端。其至於足也,入足心,出内踝,下入足少陰經。陰蹻者,足少陰之别,屬於目内眥,自陰蹻而復合於目,交於足太陽之睛明,是謂一周。如此者,二十五周。日入陽盡,而陰受氣矣,於是内入於陰藏。

其入於陰也,常從足少陰之經而注於腎,腎注於心,心注於肺,肺注於肝,肝注於脾,脾復注於腎,是謂一周。如此者,二十五周。平旦陰盡而陽受氣矣,於是外出於陽經。其出於陽也,常從腎至足少陰之經而復合於目。

衛氣入於陰則寐,出於陽則寤。一日百刻,周身五十,此衛氣之度也。《難經》營衛相隨之義,言營行脈中,衛行脈外,相附而行,非謂其同行於一經也。

---

〔1〕名指　即手無名指。

昌邑黄元御坤載著

内外感傷，百變不窮，溯委窮源，不過六氣。六氣了徹，百病莫逃，義至簡而法至精也。仲景既没，此義遂晦，寒熱錯訛，燥濕乖謬，零素雪於寒泉，飃温風於陽谷，以水益水而愈深，以火益火而彌熱。生靈夭札，念之疚心，作六氣解。

六氣解

六氣名目

厥陰風木	足厥陰肝　乙木
	手厥陰心主相火
少陰君火	手少陰心　丁火
	足少陰腎　癸水
少陽相火	手少陽三焦相火
	足少陽膽　甲木
太陰濕土	足太陰脾　己土
	手太陰肺　辛金
陽明燥金	手陽明大腸庚金
	足陽明胃　戊土
太陽寒水	足太陽膀胱壬水
	手太陽小腸丙火

六氣從化

天有六氣，地有五行，六氣者，風、熱、暑、濕、燥、寒，五行者，木、火、土、金、水。在天成象，在地成形，六氣乃五行之魂，五行即六氣之魄。人爲天地之中

氣,秉天氣而生六府,秉地氣而生五藏。六氣五行,皆備於人身,内傷者,病於人氣之偏,外感者,因天地之氣偏,而人氣感之。

内外感傷,總此六氣。其在天者,初之氣,厥陰風木也,在人則肝之經應之。二之氣,少陰君火也,在人則心之經應之。三之氣,少陽相火也,在人則三焦之經應之。四之氣,太陰濕土也,在人則脾之經應之。五之氣,陽明燥金也,在人則大腸之經應之。六之氣,太陽寒水也,在人則膀胱之經應之。

天人同氣也,經有十二,六氣統焉。足厥陰以風木主令,手厥陰火也,從母化氣而爲風。手少陽以相火主令,足少陽木也,從子化氣而爲暑。手少陰以君火主令,足少陰水也,從妻化氣而爲熱。足太陽以寒水主令,手太陽火也,從夫化氣而爲寒。足太陰以濕土主令,手太陰金也,從母化氣而爲濕。手陽明以燥金主令,足陽明土也,從子化氣而爲燥。

蓋癸水上升,而化丁火,故手少陰以君火司氣,而足少陰癸水在從化之例。丙火下降,而化壬水,故足太陽以寒水當權,而手太陽丙火在奉令之條。木之化火也,木氣方盛,而火氣初萌,母强子弱,故手厥陰以相〔1〕火而化氣於風木。火氣既旺,而木氣已虚,子壯母衰,故足少陽以甲木而化氣於相火。土之化金也,土氣方盛,而金氣初萌,母强子弱,故手太陰以辛金而化氣於濕土。金氣方旺,而土氣已虚,子壯母衰,故足陽明以戊土而化氣於燥金。母氣用事,子弱未能司權,則子從母化,子氣用事,母虚不能當令,則母從子化,所謂將來者進,成功者退,自然之理也。

六氣偏見

人之六氣,不病則不見,凡一經病則一經之氣見。平人六氣調和,無風、無火、無濕、無燥、無熱、無寒,故一氣不至獨見,病則或風、或火、或濕、或燥、或寒、或熱,六氣不相交濟,是以一氣獨見。如厥陰病則風盛,少陰病則熱盛,少陽病則暑盛,太陰病則濕盛,陽

---

〔1〕相　原作“丁”,據本書上節“六氣名目”、閩本、蜀本、集成本改。

明病則燥盛,太陽病則寒盛也。

以此氣之偏盛,定緣彼氣之偏虚。如厥陰風盛者,土金之虚也。少陰熱盛、少陽暑盛者,金水之虚也。太陰濕盛者,水木之虚也。陽明燥盛者,木火之虚也。太陽寒盛者,火土之虚也。以六氣之性,實則剋其所勝而侮所不勝,虚則己所不勝者乘之,而己所能勝者亦來侮之也。

究之一氣之偏盛,亦緣於虚。厥陰能生,則陽氣左升而木榮,其風盛者,生意之不遂也。少陰能長,則君火顯達而上清,其熱盛者,長氣之不旺也。陽明能收,則陰氣右降而金肅,其燥盛者,收令之失政也。太陽能藏,則相火閉蟄而下暖,其寒盛者,藏氣之不行也。土爲四維之中氣,木火之能生長者,太陰己土之陽升也,金水之能收藏者,陽明戊土之陰降也。

中氣旺則戊己轉運而土和,中氣衰則脾胃〔1〕濕盛而不運。土生於火而火滅於水,土燥則剋水,土濕則水氣泛濫,侮土而滅火。水泛土濕,木氣不達,則生意盤塞,但能賊土,不能生火以培土,此土氣所以困敗也。血藏於肝而化於脾,太陰土燥,則肝血枯而膽火炎,未嘗不病。但足太陰脾以濕土主令,足陽明胃從燥金化氣,濕爲本氣而燥爲化氣,是以燥氣不敵濕氣之旺。陰易盛而陽易衰,土燥爲病者,除陽明傷寒承氣證外不多見,一切内外感傷雜病,盡緣土濕也。

本氣衰旺

經有十二,司化者六經,從化者六經。從化者不司氣化,總以司化者爲主,故十二經統於六氣。病則或見司化者之本氣,或見從化者之本氣,或司化者而見從化之氣,或從化者而見司化之氣,全視乎本氣之衰旺焉。

手少陰以君火司化,足少陰之水從令而化熱者,常也。而足少陰之病寒,是從化者自見其本氣,以水性原寒,手少陰之病寒,是司

〔1〕脾胃 原脱,據上文"戊己"、閩本、集成本補。

化者而見從化之氣,以君火原從水化也。足太陽以寒水司化,手太陽之火從令而化寒者,常也。而手太陽之病熱,是從化者自見其本氣,以火性原熱,足太陽之病熱,是司化者而見從化之氣,以寒水原從火化也。足厥陰以風木司化,手厥陰之火從令而化風,手少陽以相火司化,足少陽之木從令而化暑者,常也。而手厥陰之病暑,足少陽之病風,是從化者自見其本氣,以火性生暑而木性生風也。足太陰以濕土司化,手太陰之金從令而化濕,手陽明以燥金司化,足陽明之土從令而化燥者,常也。而手太陰之病燥,足陽明之病濕,是從化者自見其本氣,以金性本燥而土性本濕也。

大抵足太陽雖以寒化,而最易病熱。手少陰雖以熱化,而最易病寒。厥陰原以風化,而風盛者固多。少陽〔1〕雖以火化,而火敗者非少。金性本燥,而手太陰從土化濕者,常有七八。土性本濕,而足陽明從金化燥者,未必二三也。

厥陰風木

風者,厥陰木氣之所化也,在天爲風,在地爲木,在人爲肝。足厥陰以風木主令,手厥陰心主以相火而化氣於風木,緣木實生火,風木方盛,子氣初胎,而火令未旺也。

冬水閉藏,一得春風鼓動,陽從地起,生意乃萌。然土氣不升,固賴木氣以升之,而木氣不達,實賴土氣以達焉。蓋厥陰肝木,生於腎水而長於脾土,水土溫和,則肝木發榮,木静而風恬,水寒土濕,不能生長木氣,則木鬱而風生。

木以發達爲性,己土濕陷,抑遏乙木發達之氣,生意不遂,故鬱怒而剋脾土,風動而生疏泄。凡腹痛下利,亡汗失血之證,皆風木之疏泄也。肝藏血而華色,主筋而榮爪,風動則血耗而色枯,爪脆而筋急。凡眥黑脣青,爪斷筋縮之證,皆風木之枯燥也。及其傳化乘除,千變不窮,故風木者,五藏之賊,百病之長。凡病之起,無不因於木氣之鬱,以肝木主生,而人之生氣不足者,十常八九,木氣抑

〔1〕陽　原作"陰",據蜀本、集成本改。

鬱而不生,是以病也。

木爲水火之中氣,病則土木鬱迫,水火不交,外燥而内濕,下寒而上熱。手厥陰,火也,木氣暢遂,則厥陰心主從令而化風,木氣抑鬱,則厥陰心主自現其本氣。是以厥陰之病,下之則寒濕俱盛,上之則風熱兼作,其氣然也。

少陽相火

暑者,少陽相火之所化也,在天爲暑,在地爲火,在人爲三焦。手少陽以相火主令,足少陽膽以甲木而化氣於相火,緣火生於木,相火既旺,母氣傳子,而木令已衰也。

三焦之火,隨太陽膀胱之經下行,以温水藏,出膕中,貫腨腸,而入外踝。君火升於足而降於手,相火升於手而降於足,少陽之火降,水得此火,而後通調,故三焦獨主水道。《素問·靈蘭秘典》:三焦者,決瀆之官,水道出焉。膀胱者,州都之官,津液藏焉,氣化則能出矣。蓋水性閉蟄而火性疏泄,閉蟄則善藏,疏泄則善出。《靈樞·本輸》:三焦者,入絡膀胱,約下焦,實則閉癃,虚則遺溺。相火下蟄,水藏温暖而水府清利,則出不至於遺溺,藏不至於閉癃,而水道調矣。水之所以善藏者,三焦之火秘於腎藏也,此火一泄,陷於膀胱,實則下熱而閉癃,虚則下寒而遺溺耳。

手之陽清,足之陽濁,清則升而濁則降。手少陽病則不升,足少陽病則不降,凡上熱之證,皆甲木之不降,於三焦無關也。相火本自下行,其不下行而逆升者,由於戊土之不降。戊土與辛金,同主降斂,土降而金斂之,相火所以下潛也。戊土不降,辛金逆行,收氣失政,故相火上炎。足少陽雖從三焦化火,而原屬甲木,病則兼現其本氣。相火逆行,則剋庚金,甲木上侵,則賊戊土。手足陽明,其氣本燥,木火雙刑,則燥熱鬱發,故少陽之病,多傳陽明。然少陽之氣,陰方長而陽方消,其火雖盛,而亦易衰。陰消陽長則壯,陰長陽消則病,病於相火之衰者,十之八九,内傷驚悸之證,皆相火之衰也。病於相火之旺者,十之一二而已。傷寒少陽有之。

少陰君火

熱者,少陰君火之所化也,在天爲熱,在地爲火,在人爲心。少陰以君火主令,手少陰心,火也,足少陰腎,水也,水火異氣,而以君火統之,緣火位於上而生於下。坎中之陽,火之根也,坎陽升則上交離位而化火,火升於水,是以癸水化氣於丁火。水化而爲火,則寒從熱化,故少陰之氣,水火並統,而獨以君火名也。

君火雖降於手而實升於足,陽盛則手少陰主令於上而癸水亦成温泉,陰盛則足少陰司氣於下而丁火遂爲寒灰。以丁火雖司氣化,而制勝之權,終在癸水,所恃者,生土以鎮之。但土雖剋水,而百病之,作率由土濕,濕則不能剋水而反被水侮。土能剋水者,惟傷寒陽明承氣一證,其餘則寒水侮土者,十九不止。土潰則火敗,故少陰一病,必寒水泛濫而火土俱負,其勢然也。至於上熱者,此相火之逆也。火中有液,癸水之根,相火上逆,災及宫城,心液消亡,是以熱作。凡少陰病熱,乃受累於相火,實非心家之過。而方其上熱,必有下寒,以水火分離而不交也。見心家之熱,當顧及腎家之寒。蓋水火本交,彼此相交,則爲一氣,不交則離析分崩,逆爲冰炭。究之火不勝水,則上熱不敵下寒之劇,不問可知也。

血根於心而藏於肝,氣根於腎而藏於肺,心火上熱,則清心家之血,腎水下寒,則暖腎家之氣。故補肝之血則宜温,補心之血則宜清,補肺之氣則宜涼,補腎之氣則宜暖,此定法也。

太陰濕土

濕者,太陰土氣之所化也,在天爲濕,在地爲土,在人爲脾。太陰以濕土主令,辛金從土而化濕,陽明以燥金主令,戊土從金而化燥。己土之濕爲本氣,戊土之燥爲子氣,故胃家之燥,不敵脾家之濕,病則土燥者少而土濕者多也。

太陰主升,己土升則癸水與乙木皆升。土之所以升者,脾陽之發生也,陽虚則土濕而不升,己土不升,則水木陷矣。火金在上,水木在下,火金降於戊土,水木升於己土。戊土不降,則火金上逆,己土不升,則水木下陷,其原總由於濕盛也。

《子華子》〔1〕:陰陽交,則生濕。濕者,水火之中氣,上濕則化火而爲熱,下濕則化水而爲寒。然上亦有濕寒,下亦有濕熱。濕旺氣鬱,津液不行,火盛者,熏蒸而生熱痰,火衰者,泛濫而生寒飲,此濕寒之在上者。濕旺水鬱,膀胱不利,火衰者,流溢而爲白淫,火盛者,梗澀而爲赤濁,此濕熱之在下者。

便黄者,土色之下傳,便赤者,木氣之下陷。緣相火在水,一綫陽根,温升而化乙木。木中温氣,生火之母,升則上達而化火,陷則下鬱而生熱。木氣不達,侵逼土位,以其鬱熱傳於己土,己土受之,於是浸淫於膀胱。五行之性,病則傳其所勝,其勢然也。

陰易盛而陽易衰,故濕氣恒長而燥氣恒消。陰盛則病,陽絶則死,理之至淺,未嘗難知。後世庸愚,補陰助濕,瀉火伐陽,病家無不夭枉於滋潤,此古今之大禍也。

陽明燥金

燥者,陽明金氣之所化也,在天爲燥,在地爲金,在人爲大腸。陽明以燥金主令,胃土從令而化燥,太陰以濕土主令,肺金從令而化濕。胃土之燥,子氣而非本氣,子氣不敵本氣之旺,故陰盛之家,胃土恒濕。肺金之濕,母氣而非本氣,母氣不敵本氣之旺,故陽盛之家,肺金恒燥。

太陰性濕,陽明性燥,燥濕調停,在乎中氣,旺則辛金化氣於濕土而肺不傷燥,戊土化氣於燥金而胃不傷濕。中氣衰則陰陽不交而燥濕偏見,濕勝其燥,則飲少而食減,溺澀而便滑,燥勝其濕,則疾飢而善渴,水利而便堅。

陰易進而陽易退,濕勝者常多,燥勝者常少,辛金化濕者,十之八九,戊土化燥者,百不二三。陽明雖燥,病則太陰每勝而陽明每負,土燥而水虧者,傷寒陽明承氣證外,絶無而僅有,是以仲景垂法,以少陰負趺陽者爲順。緣火勝則土燥,水勝則土濕,燥則剋水,

---

〔1〕《子華子》 書名。舊題宋·程本撰。

濕則反爲水侮。水負則生,土負則死,故少陰宜負而趺陽宜勝。以土能勝水,則中氣不敗,未有中氣不敗而人死者。

燥爲寒熱之中氣,上燥則化火而爲熱,下燥則化水而爲寒。反胃噎膈之家,便若羊矢,其胃則濕而腸則燥。

濕爲陰邪,陰性親下,故根起於脾土而標見於膝踝,燥爲陽邪,陽性親上,故根起於大腸而標見於肘腕。所謂陰邪居下,陽邪居上〔1〕,一定之位也。

然上之燥,亦因於下之濕。中風之家,血枯筋縮,其膝踝是濕,而肘腕未嘗非燥。使己土不濕,則木榮血暢,骨弱筋柔,風自何來!醫家識燥濕之消長,則仲景堂奧可階而升矣。

太陽寒水

寒者,太陽水氣之所化也,在天爲寒,在地爲水,在人爲膀胱。太陽以寒水主令,足太陽膀胱,水也,手太陽小腸,火也,火水異氣而以寒水統之,緣水位於下而生於上。離中之陰,水之根也,離陰降而〔2〕下交坎位而化水,水降於火,是以丙火化氣於壬水。火化而爲水,則熱從寒化,故太陽之氣,水火並統,而獨以寒水名也。

水性本寒,少陽三焦之火,隨太陽而下行,水得此火,應當不寒。不知水之不寒者,癸水而非壬水也。蓋水以蟄藏爲性,火秘於內,水斂於外,是謂平人。木火主裏,自內而生長之,故裏氣常温,金水主表,自外而收藏之,故表氣常清。血生於木火,故血温而內發,氣化於金水,故氣清而外斂。人之經脈,厥陰在裏,春氣之內生也,次則少陰,夏氣之內長也,次則陽明,秋氣之外收也,太陽在表,冬氣之外藏也。陽藏則外清而內温,陽泄則內寒而外熱。外易寒水而爲熱火,內易温泉而爲寒冰,外愈熱而內愈寒,生氣絶根,是以死也。

---

〔1〕陰邪居下,陽邪居上　原作"陽邪居下,清邪居上"。蜀本、集成本、石印本同。閩本作"陽邪居下,陰邪居上"。據上下文義改。

〔2〕而　則也。《易·繫辭》:"君子見幾而作。"王引之云:"而,猶則也,言見幾則作也。"

癸水温而壬水寒則治,癸水寒而壬水熱則病。癸水病則必寒,壬水病則多熱。以丁火化於癸水,故少陰之藏,最易病寒,壬水化於丙火,故太陽之府,最易病熱。是以病寒者,獨責癸水而不責壬水,病熱者,獨責壬水而不責癸水也。

六氣治法〔1〕

仲景《傷寒》,以六經立法,從六氣也。六氣之性情形狀,明白昭揭,醫必知此,而後知六經之證。

六經之變化雖多,總不外乎六氣,此義魏晉而後,絶無解者。先聖之法,一綫莫傳,淩夷至於今日,不堪問矣。

治厥陰風木法

桂枝苓膠湯

甘草　桂枝　白芍　茯苓　當歸　阿膠　生薑　大棗

上熱加黄芩。下寒加乾薑、附子。

治少陰君火法

黄連丹皮湯

黄連　白芍　生地　丹皮

少陰病,水勝火負,最易生寒。若有下寒,當用椒、附。

治少陽相火法

柴胡芍藥湯

柴胡　黄芩　甘草　半夏　人參　生薑　大棗　白芍

治太陰濕土法

术甘苓澤湯

甘草　茯苓　白术　澤瀉

---

〔1〕六氣治法　原脱,據目録補。

治陽明燥金法

百合五味湯

百合　石膏　麥冬　五味

治太陽寒水法

苓甘薑附湯

甘草　茯苓　乾薑　附子

太陽病,最易化生濕熱,以化氣於丙火,而受制於濕土也。若有濕熱,當用梔、膏之類。

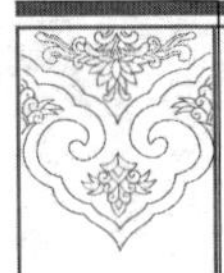

六府化穀，津液布揚，流溢經絡，會於氣口，氣口成寸，以決死生。微妙在脈，不可不察。

醫法無傳，脈理遂湮，金簡長封，玉字永埋。方書累架，七診之義無聞，醫録連牀，九候之法莫著，既迷罔於心中，復綿昧於指下，使踟躕之餘，命飽庸妄之毒手。顧此悢悢〔1〕，廢卷永懷，作脈法解。

脈 法 解

寸 口 脈 法

飲食入胃，腐化消磨，手太陰散其精華，游溢經絡，以化氣血。氣血周流，現於氣口，以成尺寸。

氣口者，手太陰肺經之動脈也。關前爲寸，關後爲尺，尺爲陰而寸爲陽，關者，陰陽之中氣也。寸口在魚際之分，關上在大淵之分，尺中在經渠之分。

心與小腸，候於左寸，肺與大腸，候於右寸，肝膽候於左關，脾胃候於右關，腎與膀胱，候於兩尺，心主三焦，隨水下蟄，亦附此〔2〕焉。《素問·脈要精微論》：尺内兩傍，則季脇也，尺外以候腎，尺裏以候腹。中附上，左外以候肝，内以候膈，右外以候胃，内以候脾，兩關部也。上附上，右外以候肺，内以候胸中，左外以候心，内以候膻中，兩寸部也。前以候前，後以候後。上竟上者，胸喉中事也。下竟下者，少腹腰股膝

〔1〕悢悢　原作“恨恨”，據閩本、蜀本、集成本，及上下文義改。“悢悢”，悲恨也。《文選·與山巨源絶交書》：“顧此悢悢，如何可言！”

〔2〕附此　原作“此附”，據閩本、集成本乙轉。

脛足中事也。謹調尺寸,而表裏上下,於此得矣。

蓋肺主藏氣,而朝百脈,十二經之氣,皆受之於肺。平旦寅初,肺氣流布,起於寸口,運行十二經中,周而復始。一日一夜,五十度畢,次日平旦寅初,復會於寸口。寸口者,脈之大會,此曰寸口,乃寸尺三部之總名,非但魚際已也。故十二經之盛衰,悉見於此。《靈樞·經脈》:經脈者,常不可見也,其虛實也,以氣口知之,此氣口所以獨爲五藏主也。氣口即寸口。手之三陽,自手走頭,大小腸府雖至濁,而經行頭上,則爲至清,故與心肺同候於兩寸,越人十難,實爲定法。近人乃欲候大小腸於兩尺,乖〔1〕謬極矣!

寸口人迎脈法

氣口者,手太陰經之動脈,在魚際之下,人迎者,足陽明經之動脈,在結喉之旁。太陰行氣於三陰,故寸口可以候五藏,陽明行氣於三陽,故人迎可以候六府。以太陰爲五藏之首,陽明爲六府之長也。

藏陰盛則人迎小而寸口大,虛則人迎大而寸口小,府陽衰則寸口大而人迎小,旺則寸口小而人迎大。《靈樞·禁服》:寸口主中,人迎主外,春夏人迎微大,秋冬寸口微大,如是者,命曰平人。人迎大一倍於寸口,病在足少陽,一倍而躁,在手少陽。人迎二倍,病在足太陽,二倍而躁〔2〕,在手太陽。人迎三倍,病在足陽明,三倍而躁,在手陽明。盛則爲熱,虛則爲寒,緊則痛痹,代則乍甚乍間。人迎四倍,且大且數,名曰溢陽,溢陽〔3〕爲外格,死不治。寸口大一倍於人迎,病在足厥陰,一倍而躁,在手厥陰。寸口二倍,病在足少陰,二倍而躁,在手少陰。寸口三倍,病在足太陰,三倍而躁,在手太陰。盛〔4〕則脹滿、寒中、食不化,虛則熱中、出糜、少氣、溺色變,緊則痛痹,代則乍痛乍止。寸口四倍,且大且數,名曰溢陰,溢陰爲

---

〔1〕乖　原作"悠",據閩本、集成本及本句文義改。
〔2〕躁　原作"燥",諸本均同,音同之誤,據《靈樞·禁服》、上下文例改。
〔3〕溢陽　原脱,諸本均同,據《靈樞·禁服》、下文"溢陰爲内關"補。
〔4〕盛　原作"甚",諸本均同,據《靈樞·禁服》、上文"盛則爲熱"改。

内關,死不治。《靈樞·經脈》:人迎與脈口即寸口也。俱盛四倍以上,命曰關格,關格者,與之短期。《靈樞·五色》:人迎盛堅者,傷於寒,氣口盛堅者,傷於食。以氣口主裏,傷食則陰鬱於内,故氣口盛堅,人迎主表,傷寒則陽鬱於外,故人迎盛堅。此診寸口人迎之法也。寸口人迎之脈,載在經文,後世乃有左爲人迎、右爲氣口之説,無稽妄談,不足辨也。

三部九候脈法

十二經皆有動脈,上部之動脈在頭,中部之動脈在手,下部之動脈在足,是爲三部。一部三候,是爲九候。《素問·三部九候論》:人有三部,部有三候。三候者,有天、有地、有人也。

上部天,兩額之動脈,足少陽之頷厭也,上部地,兩頰之動脈,足陽明之地倉、大迎也,上部人,耳前之動脈,手少陽之和髎也。中部天,手太陰之太淵、經渠也,中部地,手陽明之合谷也,中部人,手少陰之神門也。下部天,足厥陰之五里也,下部地,足少陰之太谿也,下部人,足太陰之箕門也。

下部之天以候肝,地以候腎,人以候脾胃之氣。中部之天以候肺,地以候胸中之氣,人以候心。上部之天以候頭角之氣,地以候口齒之氣,人以候耳目之氣也。下部之天,女子則取太衝。下部之人,胃氣則候於陽明之衝陽,仲景謂之趺陽。此三部九候之法也。《難經》:三部者,寸關尺也,九候者,浮中沉也,與《素問》不同,此一部中之三部九候也,另是一法。

藏府脈象

五藏爲陰,六府爲陽,陰陽既殊,脈象攸分。肝脈弦,心脈洪,脾脈緩,肺脈濇,腎脈沉。其甚者爲藏,其微者爲府。《難經》:心脈急甚者,肝邪干心也,微急者,膽邪干小腸也。心脈大甚者,心邪自干心也,微大者,小腸邪自干小腸也。心脈緩甚者,脾邪干心也,微緩者,胃邪干小腸也。心脈濇甚者,肺邪干心也,微濇者,大腸邪干小腸也。心脈沉甚者,腎邪干心也,微沉者,膀胱邪干小腸也。

其他藏府,依此類推。甚者沉而得之,微者浮而得之。

大抵府脈浮數,藏脈沉遲,仲景脈法〔1〕:浮爲在表,沉爲在裏,數爲在府,遲爲在藏是也。蓋陽外陰内,一定之理。府氣内交,藏氣外濟,則陰陽平而脈息調。府病則氣不内交,是以但浮而不沉,藏病則氣不外濟,是以但沉而不浮也。觀越人十難一脈十變之義,大腸、小腸俱候於心脈,可知欲候大小腸於兩尺之〔2〕誤!

四時脈體

天地之氣,生長於春夏,收藏於秋冬。人與天地同氣也,陽氣生長,則脈浮升,陰氣收藏,則脈沉降,是以春之脈升,夏之脈浮,秋之脈降,冬之脈沉。

《素問·脈要精微論》:天地之變,陰陽之應,彼春之暖,爲夏之暑,彼秋之忿,爲冬之怒。四變之動,脈與之上下,以春應中規,夏應中矩,秋應中衡,冬應中權。是故冬至四十五日,陽氣微上,陰氣微下,夏至四十五日,陰氣微上,陽氣微下。陰陽有時,與脈爲期,春日浮,如魚之游在波,夏日在膚,泛泛乎萬物有餘,秋日下膚,蟄蟲將去,冬日在骨,蟄蟲周密,君子居室。升降浮沉,隨時變更,寸脈本浮,而一交秋冬,則見沉意,尺脈本沉,而一交春夏,則見浮機。此氣化一定,毫髮不爽〔3〕也。

仲景脈法:春弦秋浮,冬沉夏洪。弦者,浮升之象。洪者,浮之極也。浮者,金氣方收,微有降意,而未能遽沉。大約春脈沉而微浮,夏則全浮,秋脈浮而微沉,冬則全沉。仲景脈法,原與經義相同耳。

真藏脈義

土者,四維之中氣也。脾以陰土而含陽氣,故脾陽左升則化肝木,胃以陽土而胎陰氣,故胃陰右降則化肺金。金降於北,涼氣化

〔1〕仲景脈法　指《傷寒論·辨脈篇》。
〔2〕之　至也。《詩·鄘風·柏舟》:"之死而靡他。"
〔3〕不爽　無差失也。《詩·小雅·蓼蕭》:"其德不爽,壽考不忘。"

寒,是謂腎水,木升於南,温氣化熱,是謂心火。肺、肝、心、腎,四象攸分,實則脾胃之左右升降而變化者也。

脾胃者,四藏之母,母氣虧敗,四子失養,脈見真藏,則人死焉,故四藏之脈,必[1]以胃氣爲本。肝脈弦,心脈鉤,肺脈毛,腎脈石,脾胃脈緩。其弦鉤毛石而緩者,是四藏之有胃氣也。其弦鉤毛石而不緩者,是謂真藏脈。真藏脈見,胃氣敗竭,必死不救也。玉機真藏論:脾脈者,土也,孤藏以灌四旁者也。平人氣象論:平人之常氣稟於胃,胃者,平人之常氣也,人無胃氣曰逆,逆者死。人以水穀爲本,故人絶水穀則死,脈無胃氣亦死。所謂無胃氣者,但得真藏脈,不得胃氣也。

所謂真藏脈者,真肝脈至,中外急,如循刀刃責責然,如按琴瑟弦,色青白不澤,毛折,乃死。真心脈至,堅而搏,如循薏苡子累累然,色赤黑不澤,毛折,乃死。真脾脈至,弱而乍數乍疏,色黄青不澤,毛折,乃死。真肺脈至,大而虚,如以毛羽中人膚,色白赤不澤,毛折,乃死。真腎脈至,搏而絶,如指彈石辟辟然,色黑黄不澤,毛折,乃死。諸真藏脈見者,皆死不治也。

五藏者,皆稟氣於胃,胃者,五藏之本也。藏氣者,不能自致於手太陰,必因於胃氣,乃至於手太陰也,故五藏各以其時,自胃而至於手太陰。邪氣勝者,精氣衰也,病甚者,胃氣不能與之俱至於手太陰,故真藏之氣獨見。獨見者,病勝藏也,故曰死。

蓋土位乎中,一身之元氣也。土生於火而死於水,故仲景垂訓,以少陰負趺陽爲順。少陰水勝,則火滅而土敗也。自醫法失傳,後世庸愚,乃滋陰瀉陽,補水滅火,以敗胃氣。以此毒天下,而民從之,良可哀也!

浮沉大小

五藏之脈,心肺俱浮,腎肝俱沉,脾胃居沉浮之間。陽浮而陰沉,其性然也。

---

〔1〕必 原作“心”,形近之誤,據閩本、蜀本、集成本改。

然陽主降而陰主升，陽體雖浮而内含降意，則浮中帶沉，陰體雖沉而内含升意，則沉中帶浮。沉而微浮，則陰不下走，浮而微沉，則陽不上飛。若使寸脈但浮而不沉，則陽氣上逆而不交於陰，尺脈但沉而不浮，則陰氣下陷而不交於陽，水火分離，下寒上熱，諸病生矣。

升降陰陽之權，全在乎中。中者，土也，己土升則乙木上達而化清陽，戊土降則辛金下行而化濁陰。陰陽交濟，是以寸不但浮而尺不但沉。

土之所以升降失職者，木刑之也。木生於水而長於土，土氣沖和，則肝隨脾升，膽隨胃降，木榮而不鬱。土弱而不能達木，則木氣鬱塞，肝病下陷而膽病上逆。木邪横侵，土被其賊，脾不能升而胃不能降，於是兩關之脈大。左關之大者，肝脾之鬱而不升也，右關之大者，膽胃之鬱而不降也。膽木化氣於相火，膽木右降，則相火下蟄而不上炎，膽木逆升，相火上炎而刑金，肺金被剋，清氣鬱蒸，而生上熱，於是右寸之脈亦大。肝木主升，肝木不升，生意抑遏而生下熱，於是左尺之脈亦大。右寸之大者，肺金之上逆也。左尺之大者，肝木之下陷也。

胃主降濁，胃逆則濁氣上填，倉廩不納，惡心嘔吐之病生焉。脾主升清，脾陷則清氣下瘀，水穀不消，脹滿泄利之病生焉。肺藏氣而性降，肝藏血而性升，金逆則氣不清降而上鬱，木陷則血不温升而下脱。肺主收斂，肝主疏泄，血升而不至於流溢者，賴肺氣之收斂也，氣降而不至於固結者，賴肝血之疏泄也。木陷則血脱於下，而肺金失斂，則血上溢，金逆則氣鬱於上，而肝木不升，則氣下結。推之，凡驚悸、吐衄、盗汗、遺精之病，皆金氣不能降斂，淋癃、泄痢、噯腐、吞酸之病，皆木氣不能生發。

金逆而莫收斂，則君火失根而左寸亦大，木陷而行疏泄，則相火下拔而右尺亦大。

大者，有餘之象也，於其有餘之中，得其不足之意，則脈之妙解而醫之至數〔1〕也。經所謂大則病進者，别有玄機，非後世醫書陽

〔1〕數　理也。《老子》："多言數窮。"

盛陰虚之説也。

二十四脈

浮沉

浮沉者，陰陽之性也。《難經》：呼出心與肺，吸入腎與肝，呼吸之閒，脾受穀味也，其脈在中。陽性浮而陰性沉，呼出爲陽，心肺之氣也，吸入爲陰，腎肝之氣也。

心肺之脈俱浮，浮而大散者，心也，浮而短濇者，肺也。腎肝之脈俱沉，沉而濡實者，腎也，沉而牢長者，肝也。脾居陰陽之中，其氣在呼吸之交，其脈在浮沉之半，其位曰關。關者，陰陽之關門，陰自此升而爲寸，陽自此降而爲尺，闔闢之權，於是在焉，故曰關也。

陽盛則寸浮，陰盛則尺沉，陰盛於裏，陽盛於表。仲景脈法：浮爲在表，沉爲在裏，一定之法也。然浮沉可以觀表裏，不可以定陰陽。三難：關以前者，陽之動也，脈當見九分而浮，過者法曰太過，減者法曰不及。遂上魚爲溢，此陰乘之脈也。關以後者，陰之動也，脈當見[1]一寸而沉，過者法曰太過，減者法曰不及。遂入尺爲覆，此陽乘之脈也。陽乘陰位，則清氣不升，故下覆於尺，陰乘陽位，則濁氣不降，故上溢於魚。溢者，浮之太過而曰陰乘，覆者，沉之太過而曰陽乘，是則浮不可以爲陽而沉不可以爲陰，浮沉之中，有虚實焉。浮之損小，沉之實大，是陽虚於表而實於裏也，沉之損小，浮之實大，是陽虚於裏而實於表也。浮大晝加，沉細夜加，浮大晝死，沉細夜死。診者當於浮沉之中，參以虚實也。

遲數

遲數者，陰陽之氣也。九難：數者，府也，遲者，藏也，數則爲熱，遲則爲寒。經脈之動，應乎漏刻，一呼再動，一吸再動，呼吸定息而脈五動，氣之常也。過則爲數，減則爲遲。藏陰而府陽，數則

---

〔1〕見 原脱，據蜀本、集成本、《難經·三難》補。

陽盛而爲府,遲則陰盛而爲藏,陽盛則熱,陰盛則寒。數之極,則爲至,遲之極,則爲損。一定之法也。

然遲不盡寒,而數不盡熱。脈法:趺陽脈遲而緩,胃氣如經也。寸口脈緩而遲,緩則陽氣長,遲則陰氣盛,陰陽相抱,營衛俱行,剛柔相得,名曰强也。是遲緩者,趺陽寸口之常脈,未可以爲寒也。曰:病人脈數,數爲熱,當消穀引食,而反吐者,以發其汗,令陽氣微,膈氣虚,脈乃數也。數爲客熱,不能消穀,胃中虚冷故也。是數者,陽明之陽虚,未可以爲熱也。

凡脈或遲或數,乖戾失度,則死。十四[1]難:一呼再至曰平,三至曰離經,四至曰奪精,五至曰死,六至曰命絶,此至之脈也。一呼一至曰離經,二呼一至曰奪精,三呼一至曰死,四呼一至曰命絶,此損之脈也。人之將死,脈遲者少,脈數者多。陽氣絶根,浮空欲脱,故脈見疾數。大概一息七八至以上,便不可救。虚勞之家,最忌此脈。若數加常人一倍,一息十至以上,則死期迫矣。

滑濇

滑濇者,陰陽之體也。滑則血盛而氣虚,濇則血虚而氣盛。肝藏血而肺藏氣,故肝脈滑而肺脈濇。肺性收斂,肝性生發,收斂則濇,生發則滑。金自上斂,木自下發,是以肺脈浮濇而肝脈沉滑。斂則氣聚,發則氣散,是以肺脈濇短而肝脈滑長。氣,陽也,而含陰,血,陰也,而抱陽,故滑爲陽而濇爲陰。脈法:大、浮、數、動、滑,此名陽也,沉、濇、弱、弦、微,此名陰也。以金水之性收藏,木火之性生長,收則浮濇而生則沉滑,長則浮滑而藏則沉濇。

滑者,生長之意,濇者,收藏之象,而俱非平氣。脈法:脈有弦、緊、浮、滑、沉、濇,名曰殘賊。以其氣血之偏,濇則氣盛而血病,滑則血盛而氣傷也。寸應滑而尺應濇,肺脈之濇者,尺之始基,肝脈之滑者,寸之初氣。尺應濇而變滑,則精遺而不藏,寸應滑而變濇,則氣痞而不通。寸過於滑,則肺金不斂而痰嗽生,尺過於濇,則肝

---

〔1〕四　原作"一",據閩本、蜀本、《難經》次第改。

木不升〔1〕而淋痢作,是以滑濇之脈,均爲病氣也。

大小

大小者,陰陽之象也。陽盛則脈大,陰盛則脈小,大爲陽而小爲陰。寸大而尺小者,氣之常也,寸過於大則上熱,尺過於小則下寒。

然有大不可以爲陽盛,而小不可以爲陰盛者。脈法:脈弦而大,弦則爲減,大則爲芤,減則爲寒,芤則爲虚。寒虚相搏,此名爲革,婦人則半産漏下,男子則亡血失精。蓋陽衰土濕,水火不交,火炎而金爍,則關寸浮大,水寒而木鬱,則關尺浮大。肺金失其收斂,肝木行其疏泄,此亡血失精,半産漏下之原。庸工以爲陰虚,投以滋潤,土敗則命殞,是大不可以爲陽盛也。傷寒三日,脈浮數而微,病人身涼和者,此爲欲解也。蓋邪退而正復則脈微,是小不可以爲陰盛也。

凡木火泄露則脈大,金水斂藏則脈小,陽泄則上熱而下寒,陽藏則上清而下温。勞傷虚損之脈,最忌浮大。陽根下斷,浮大無歸,則人死矣。故大則病進,小則病退。小脈未可以扶陽,大脈未可以助陰,當因委而見源,窮其大小所由來也。

長短

長短者,陰陽之形也。長爲陽而短爲陰,陽升於木火,故肝脈沉滑而長,心脈浮滑而長,陰降於金水,故肺脈浮濇而短,腎脈沉濇而短也。人莫不病發於陰進而病愈於陽長,陰進則脈短,陽長則脈長,故長則氣治而短則氣病。

然不宜過長,過長則木旺而金衰矣。木者,中氣之賊,百病之長。以木性發達,而百病之起,多因於木氣之不達,生意盤鬱,而剋脾胃,是以氣愈鬱而脈愈長。木鬱則協水以賊土,合火而刑金,故但顯肝脈之長而不形肺脈之短。金雖剋木,而凡人之病,則金能剋

〔1〕升　原作“生”,諸本均同,音近之誤,據上文“肺金不斂”改。

木者少而木能侮金者多也。蓋木氣之所以能達者,水土温而根本暖也,水寒土濕,生意不遂,則木愈鬱而氣愈盛,所以肝病則脈長也。

緩緊

緩緊者,陰陽之情也。緩爲陽而緊爲陰。

緩者,戊土之氣也。脈法:趺陽脈遲而緩,胃氣如經也。曰:衛[1]氣和,名曰緩,營氣和,名曰遲。曰:寸口脈緩而遲,緩則陽氣長,遲則陰氣盛。以土居四象之中,具木火之氣,而不至於温熱,含金水之體,而不至於寒涼,雍容和暢,是以緩也。緩則熱生,脈法:緩則胃氣實,實則穀消而水化也,《靈樞・五癃津液》[2]:中熱則胃中消穀,腸胃充廓,故胃緩也。然則傷寒陽明之脈,必實大而兼緩也。

緊者,寒水之氣也。脈法:假令亡汗若吐,以肺裏寒,故令脈緊也。假令咳者,坐飲冷水,故令脈緊也。假令下利,以胃中虚冷,故令脈緊也。此内寒之緊也。曰:寸口脈浮而緊,浮則爲風,緊則爲寒,風則傷衛,寒則傷營。此外寒之緊也。以水爲冬氣,冬時寒盛,冰堅地坼,是以緊也。緊則痛生。曰:營衛俱病,骨節煩痛,當發其汗。是外寒之痛也。曰:趺陽脈緊而浮,浮爲風,緊爲寒,浮爲腸滿,緊爲腹痛。浮緊相摶,腹鳴而轉,轉即氣動,膈氣乃下。是内寒之痛也。

然則傷寒少陰之脈,必微細而兼緊也。蓋陽盛則緩,陰盛則緊,緩則生熱,緊則生寒。寒愈盛,則愈緊,熱愈盛,則愈緩。以陽性發泄而陰性閉藏,發而不藏,所以緩也,藏而不發,所以緊也。

石芤

石芤者,陰陽之虚也。陽氣不降,則腎脈石,陰氣不升,則心脈芤。石則外虚而内實,芤則外實而内虚。

---

〔1〕衛　原作"胃",諸本均同,音近之誤,據下文"營氣和"、《傷寒懸解・脈法下篇》改。

〔2〕五癃津液　即"五癃津液别",黄氏於《靈樞懸解》中改作"津液五别"。

石者,氣虚而不蟄也。陽體虚而陰體實,水中無氣,凝沍〔1〕而沉結,所以石也。平人氣象論:平人之常氣稟於胃,胃者,平人之常氣也,人無胃氣曰逆,逆者死。冬胃微石曰平,石多胃少曰腎病,但石無胃曰死。平腎脈來,喘喘累累如鉤,按之而堅,曰腎平,冬以胃氣爲本。病腎脈來,如引葛,按之益堅,曰腎病。死腎脈來,發如奪索,辟辟如彈石,曰腎死。蓋坎中之陽,生氣之原也,陽根下斷,陰魄徒存,堅實結鞕,生氣全無,是以死也。《老子》:柔弱者,生之徒,堅强者,死之徒,此之謂也。

芤者,血虚而不守也。陰體實而陽體虚,火中無血,消減而浮空,所以芤也。脈法:趺陽脈浮而芤,浮者衛氣虚,芤者營氣傷。曰:脈弦而大,弦則爲減,大則爲芤,減則爲寒,芤則爲虚,虚寒相搏,此名曰革,芤減相合,則名曰革,後世芤外又有革脈,非是。婦人則半産漏下,男子則亡血失精。曰:脈浮而緊,按之反芤,此爲本虚,故當戰而汗出也。蓋離中之陰,收氣之原也,陰根上斷,陽魂徒存,虚飄空洞,收氣全無,是以病也。

血,陰也,而生於陽,陽升則化火,故温煖和暢而吐陽魂。陽虚血寒,則凝瘀而亡脱,血脱則火泄而寒增,是以失精亡血而脈芤者,不可助陰而泄陽。蓋芤則營陰外脱,而血中之温氣亦亡也。

促結

促結者,陰陽之盛也。脈法:脈來緩,時一止復來者,名曰結,脈來數,時一止復來者,名曰促。陽盛則促,陰盛則結,此皆病脈。

曰:脈藹藹如車蓋者,名曰陽結也,脈累累如循長竿者,名曰陰結也。陰陽之性,實則虚而虚則實,實而虚者,清空而無障硋,所以不結,虚而實者,壅滿而生阻隔,所以脈結。陽結則藹藹鬱動,如車蓋之升沉,陰結則累累不平,如長竿之勁節。以陽性輕清而陰性重濁,故促結之象異焉。

驚悸之家,脈多促結,以其陰陽之不濟也。陽旺於木火,陰盛

〔1〕沍(hù 互) 《玉篇》:"沍,塞也。"

於金水,陽虚而生驚者,木火下虚,陰氣凝澀而不化,是以結也,陰虚而生悸者,金水上虚,陽氣鬱迫而不通,是以促也。

脈法:其脈浮而數,不能食,身體重,大便反鞕,名曰陰結,此藏府之結也。蓋孤陽獨陰,燥濕偏盛,寒熱不調,其氣必結。藏府經絡,本爲一氣,藏氣結則脈氣必結,脈氣結則藏氣必結。

若夫代止之脈,並無鬱阻而中斷,是營衛之敗竭,非促結之謂也。

弦牢弦者,如弦之直,弦而有力曰牢。

弦牢者,陰陽之旺也。《素問·玉機真藏論》:春脈如弦。四難:牢而長者,肝也。弦牢者,肝家之脈,非病也。

然弦牢之中,而有濡弱之象,則肝平,但有弦牢,而無濡弱,則肝病矣。平人氣象論:平肝脈來,輭弱招招,如揭長竿末梢,曰肝平。長竿末梢者,輭弱之義也。蓋木生於水而長於土,水土温和,則木氣發達而榮暢,水土寒濕,則木氣枯槁而弦牢。

木之爲義,愈鬱則愈盛,弦牢者,木盛而土虚也。弦爲裏濕,支飲之阻衛陽,則木氣抑遏而爲弦,脈法:支飲急弦是也。牢爲外寒,寒邪之束營陰,則木氣鬱迫而爲牢,脈法:寒則牢堅是也。

弦亦爲寒。脈法:脈弦而大,弦則爲減,大則爲芤,減則爲寒,芤則爲虚。《金匱》:脈雙弦者,寒也,偏弦者,飲也。以寒水不生木,是以寒也。弦亦爲痛。《傷寒》:陽脈濇,陰脈弦,法當腹中急痛者,先用小建中湯。以風木而賊土,是以痛也。

脈以胃氣爲本,木得胃氣則和緩,不得胃氣則弦牢。平人氣象論:平人之常氣稟於胃,人無胃氣曰逆,逆者死。春胃微弦曰平,弦多胃少曰肝病,但弦無胃曰死。所謂無胃氣者,但得真藏脈,不得胃氣也。病肝脈來,如循長竿,曰肝病。死肝脈來,急益勁,如新張弓弦,曰肝死。新張弓弦者,弦牢之象,肝家之真藏脈也。

濡弱濡者,如綿之輭,輭而無力曰弱。

濡弱者,陽氣之衰也。平人氣象論:平肝脈來,濡弱招招,如揭長竿末梢,曰肝平。脈法:肝者,木也,其脈微弦,濡弱而長。肝病自得濡弱者愈。濡弱者,肝家之脈,非病也。

然輭弱之中而有弦牢之意,則肝平,但有濡弱而無弦牢,則肝病矣。玉機真藏論:春脈如弦,其氣輭弱輕虚而滑,端直以長,故曰弦。端直以長者,弦牢之意也。蓋木生於水而長於土,木氣不達,固賴土氣達之,土氣不升,亦賴木氣升之。冬令蟄藏,水冰地坼,一得春氣鼓盪,則閉蟄起而百物生,是木能剋土而亦能扶土。以乙木之生意,即己土之陽左旋而上發者也,生意濡弱,則土木之氣不能上達,而肝脾俱病。

氣化於戊土而藏於肺,血化於己土而藏於肝。《靈樞・決氣》:脾藏營,肝藏血,肝脾者,營血之原也。濡弱則營血虚衰,脈法:諸濡亡血,諸弱發熱,血亡則熱發也。傷寒脈濡而弱,不可汗下,以其血虚而陽敗也。

弦牢者,木氣之太過,濡弱者,木氣之不及。太過則侮人,不及則人侮,均能爲病也。

散伏

散伏者,陰陽之闔闢也。氣闢而不闔,則脈散,氣闔而不闢,則脈伏。

散者,氣泄而不藏也。陰性聚而陽性散,陽降於尺而化濁陰,則脈沉聚,陰升於寸而化清陽,則脈浮散,而聚散之權,則在於關。關者,陰陽之關鎖,其散而不至於飛揚者,有關以闔之,故散而能聚。散而不聚,則心病矣。脈法:傷寒咳逆上氣,其脈散者死,謂其形損故也。脈散者,病家之大忌,散脈一形〔1〕,則氣血之亡脱在近,精神之飛走不遠。散見於寸,猶可挽也,散見於尺,無可醫矣。

伏者,氣鬱而不發也。陽性起而陰性伏,陰升於寸而化清陽,則脈浮起,陽降於尺而化濁陰,則脈沉伏。而起伏之權,則在於關。關者,陰陽之關鎖,其伏而不至於閉結者,有關以闢之,故伏而能起,伏而不起,則腎病矣。凡積聚癥瘕,停痰宿水之疾,脈必伏結。

〔1〕形 顯露也。《正韻》:"形,現也。"

十八難:伏者,脈行筋下也,浮者,脈在肉上行也,故脈浮結者,外有痼疾,脈伏結者,内有積聚。《金匱》:脈來細而附骨者,乃積也。寸口,積在胸中。微出寸口,積在喉中。關上,積在臍旁。上關上,積在心下。微下關,積在少腹。尺中,積在氣衝。脈出左,積在左。脈出右,積在右。脈兩出,積在中央。非但積聚如是,凡一經將病,則一氣先伏。肝病者木鬱,心病者火鬱,腎病者水鬱,肺病者金鬱,脾病者土鬱,鬱則脈伏。庚桑子[1]:人鬱則爲病。至理妙言!診一氣之欲伏,則知一時之將病,脈法:伏氣之病,以意候之,此之謂也。

動代

動代者,陰陽之起止也。氣欲發而不能,則爲動,氣中歇而不屬,則爲代。

動者,鬱勃而不息也。脈法:陰陽相搏,名曰動。陽動則汗出,陰動則發熱。若數脈見於關上,上下無頭尾,如豆大,厥厥動揺者,名曰動也。關者,中氣之變現,陰陽之樞機,陽自此降而爲陰,陰自此升而爲陽。陰升於寸,則遂其上浮之性,不至爲動,陽降於尺,則遂其下沉之性,不至爲動。惟陰欲升,脾土虛而不能升,陽欲降,胃土弱而不能降,則二氣鬱於關上,而見動形。陰陽鬱勃,不能升降,是以動而不止也。鬱勃之久,不無勝負,陽盛而動於關上,則内泄營陰而汗出,陰盛而動於關下,則外閉衛陽而發熱。熱發則汗不出,汗出則熱不發,汗出而熱發,陰陽之勝負乃分。方其動時,陰陽鬱盪,未知將來之孰勝而孰負也。動見於土位,木氣盤塞而莫達,甲木不降,乃懸虚而爲驚,乙木不升,乃衝擊而爲痛。甲乙横逆,而賊戊己,則土氣敗矣。

代者,斷續而不聯也。《靈樞·根結》:一日一夜五十營,以營五藏之精,不應數者,名曰狂生。五十動而不一代者,五藏皆受氣。

---

〔1〕庚桑子　老聃弟子,戰國·楚人,老莊學派之至人,亦作"亢桑子"。《莊子·庚桑楚》:"老聃之後,有庚桑楚者,偏得老聃之道,以北居畏壘之山。"

四十動一代者,一藏無氣。三十動一代者,二藏無氣。二十動一代者,三藏無氣。十動一代者,四藏無氣。不滿十動一代者,五藏無氣,與[1]之短期。與之短期者,乍疏乍數也,乍疏乍數者,斷續之象也。蓋呼吸者,氣之所以升降也。心肺主呼,腎肝主吸,脾居呼吸之間,呼則氣升於心肺,吸則氣降於腎肝。呼吸定息,經脈五動,故十息之間,五十動内,即可以候五藏之氣。一藏無氣,則脈必代矣。十一難:脈不滿五十動而一止,一藏無氣者,何藏也?吸者隨陰入,呼者因陽出,今吸不能至腎,至肝而還,故知一藏無氣者,腎氣先盡也。由腎而肝,由肝而脾,由脾而心,由心而肺,可類推矣。代脈一見,死期在近,不可治也。代爲死脈,與脾脈代之代不同。脾脈代者,脾不主時,隨四時而更代也,此爲病脈。

---

〔1〕與(yù 豫) 通"豫"。《正字通》:"與,通作豫。"

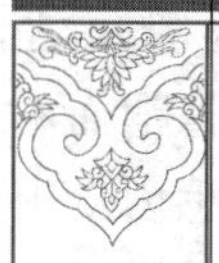

四聖心源卷四

昌邑黄元御坤載著

人不能有生而無死，而死多不盡其年。外有伐性之斧[1]，内有腐腸之藥[2]，重以萬念紛馳，百感憂勞，往往未壯而衰，未老而病。顧保鍊不謹，既失之東隅[3]，而醫藥無差，冀挽之桑榆[4]。古聖不作，醫法中乖，貴陰賤陽，反經背道，輕則飲藥而病加，重乃逢醫而人廢。金將軍且將玉碎，石學士未必瓦全，歎豎子之侵陵[5]，痛鬼伯[6]之催促，書窮燭滅，百慨俱集，作勞傷解。

勞傷解

中氣

脾爲己土，以太陰而主升，胃爲戊土，以陽明而主降，升降之權，則在陰陽之交，是謂中氣。胃主受盛，脾主消化，中氣旺則胃降而善納，脾升而善磨，水穀腐熟，精氣滋生，所以無病。脾升則腎肝亦升，故水木不鬱，胃降則心肺亦降，金火不滯。火降則水不下寒，水升則火不上熱。平人下温而上清者，以中氣之善運也。

---

〔1〕伐性之斧　指危害身心之事物。《吕氏春秋·本生》："靡曼皓齒，鄭衛之音，務以自樂，命之曰伐性之斧。"

〔2〕腐腸之藥　指損傷腸胃之藥物。《文選·七發》："甘脆肥膿，命曰腐腸之藥。"

〔3〕東隅　原指日出處。《後漢書·馮異傳》："可謂失之東隅，收之桑榆。"在此借指少年。

〔4〕桑榆　原指日落餘輝在桑榆間。《後漢書·馮異傳》："可謂失之東隅，收之桑榆。"此處引伸爲晚年。

〔5〕陵　《玉篇》："陵，犯也。"

〔6〕鬼伯　閻王。《樂府詩集·古辭·蒿里》："鬼伯一何相催促，人命不得少踟躕。"

中氣衰則升降窒,腎水下寒而精病,心火上炎而神病,肝木左鬱而血病,肺金右滯而氣病。神病則驚怯而不寧,精病則遺泄而不秘,血病則凝瘀而不流,氣病則痞塞而不宣。四維之病,悉因於中氣。中氣者,和濟水火之機,升降金木之軸,道家謂之黄婆。嬰兒姹女〔1〕之交,非媒不得,其義精矣。醫書不解,滋陰瀉火,伐削中氣,故病不皆死,而藥不一生。蓋足太陰脾以濕土主令,足陽明胃從燥金化氣,是以陽明之燥,不敵太陰之濕。及其病也,胃陽衰而脾陰旺,十人之中,濕居八九而不止也。

胃主降濁,脾主升清,濕則中氣不運,升降反作,清陽下陷,濁陰上逆,人之衰老病死,莫不由此。以故醫家之藥,首在中氣。中氣在二土之交,土生於火而火死於水,火盛則土燥,水盛則土濕。瀉水補火,扶陽抑陰,使中氣輪轉,清濁復位,卻病延年之法,莫妙於此矣。

黄芽湯

人參三錢　甘草二錢,炙　茯苓二錢　乾薑二錢

煎大半杯,温服。

中氣之治,崇陽補火,則宜參、薑,培土瀉水,則宜甘、苓。

其有心火上炎,荒〔2〕悸煩亂,則加黄連、白芍以清心。腎水下寒,遺泄滑溏,則加附子、川椒以温腎。肝血左鬱,凝澀不行,則加桂枝、丹皮以舒肝。肺氣右滯,痞悶不通,則加陳皮、杏仁以理肺。

四維之病,另有專方,此四維之根本也。

陰　陽

中氣升降,是生陰陽,陰陽二氣,上下迴周。陰位於下,而下自左升,則爲清陽,陽位於上,而上自右降,則爲濁陰。清陽生發於木火,則不至於下陷,濁陰收藏於金水,則不至於上逆。清氣之不陷者,陽嘘於上也,濁氣之不逆者,陰吸於下也。濁氣不逆,則陽降而

---

〔1〕嬰兒姹女　道家稱鉛爲嬰兒,水銀爲姹女,又分别含有陽、火、心與陰、水、腎之義。
〔2〕荒　"慌"或字。《集韻》:"荒,同慌。"《楚辭·哀郢》:"荒忽其焉極。"

化陰,陽根下潛而不上飛,清氣不陷,則陰升而化陽,陰根上秘而不下走。彼此互根,上下環抱,是曰平人。而清氣之左升,賴乎陰中之陽生,陽生則浮動而親上,權在己土,濁陰之右降,賴乎陽中之陰生,陰生則沉静而親下,權在戊土。戊己升降,全憑中氣,中氣一敗,則己土不升而清陽下陷,戊土不降而濁氣上逆,此陰虚陽虚所由來也。

陰　　虚

陰盛於下而生於上,火中之液,是曰陰根。陰液滋息,爰生金水。陰性沉静,其根一生,則沉静而親下者,性也,是以金收而水藏。而金水之收藏,全賴胃土之降,胃土右降,金收於西而水藏於北,陽氣蟄封,此木火生長之根本也。

胃土不降,金水失收藏之政,君相二火泄露而升炎,心液消耗,則上熱而病陰虚。

人知其金水之虧,而不知其胃土之弱。胃以陽體而含陰魄,旺則氣化而陰生。以氣統於肺而實化於胃,肺氣清降而産陰精,即胃土之右轉而變化者也。是宜降肺胃以助收藏,未可徒滋心液也。

地魄湯

甘草二錢,炙　半夏三錢,製　麥冬三錢,去心　芍藥三錢　五味子一錢,研　元參三錢　牡蠣三錢,煆,研

煎大半杯,温服。

水爲陰,而陰生於肺胃,胃逆而肺金不斂,君相升泄,則心液消亡,而陰無生化之原。麥冬、芍藥,雙清君相之火,半夏、五味,降攝肺胃之逆,元參清金而益水,牡蠣斂神而藏精。

若熱傷肺氣,不能化水,則用人參、黄耆,益氣生水,以培陰精之原。此補陰之法也。

陽　　虚

陽盛於上而生於下,水中之氣,是曰陽根。陽氣長養,爰生木火。陽性浮動,其根一生,則浮動而親上者,性也,是以木生而火

長。而木火之生長,全賴脾土之升,脾土左升,木生於東而火長於南,純陽之位,陰氣萌滋,此金水收藏之根本也。

脾土不升,木火失生長之政,一陽淪陷,腎氣澌[1]亡,則下寒而病陽虚。

人知其木火之衰,而不知其脾土之弱。脾以陰體而抱陽魂,旺則血生而神化。以血藏於肝而實生於脾,肝血温升,而化陽神,即脾土之左旋而變化者也。是宜升肝脾以助生長,不止徒温腎氣也。

天魂湯

甘草二錢　桂枝三錢　茯苓三錢　乾薑三錢　人參三錢　附子三錢

煎大半杯,温服。

火爲陽而陽升於肝脾,脾陷而肝木不生,温氣頹敗,則陽無生化之源。脾陷之根,因於土濕,土濕之由,原於水寒。甘草、茯苓,培土而瀉濕,乾薑、附子,煖脾而温腎,人參、桂枝,達木而扶陽。

若肝血虚弱,不能生火,則用歸、地、首烏,以培陽神之原。以火清則神發,血者,神魂之母也。

夫純陽則仙,純陰則鬼。陽盛則壯,陰盛則病。病於陰虚者,千百之一,病於陽虚者,盡人皆是也。後世醫術乖訛,乃開滋陰之門,率以陽虚之人而投補陰之藥,禍流今古,甚可恨也。

陰　脱

陽自右降,降於坎府,而化濁陰,則又含陽氣,是謂陽根。陽性温和而升散,陰氣左升而不陷者,有此坎陽以闢之也。其升散之權,全在於脾,脾氣不升,則精血馳走而陰脱。

二十難曰:脱陰者,目盲。目者,陽明所發,陽根於坎。坎水,陰也,而中抱陽氣,坎陽温升,而生肝木。肝藏血而含魂,魂即血中温氣之漸靈者。温化而爲熱,則魂化而爲神。陽神發露,上開雙竅,而爲兩目,目乃陽神之所出入而游行也。陰脱者,陽根澌敗,精

[1] 澌 《方言》:“澌,盡也。”

血失藏,魂神不能發露,是以目盲。

凡人之清旦目盲者,是其陰氣亡脱,定主死期不遠。名爲脱陰,而實以陽根之敗,《素問》所謂目受血而能視者,亦是此理。後人不解經義,眼科書數千百部,悉以滋陰涼血,瀉火伐陽,敗其神明,以致眼病之家,逢醫則盲。醫理玄奥,非上智不解,乃以俗腐庸妄之徒,無知造孽,以禍生靈,可恨極矣!

烏肝湯

甘草二錢　人參三錢　茯苓三錢　乾薑三錢　附子三錢,炮　首烏三錢,蒸　芍藥三錢　桂枝三錢

煎大杯,温服。

陽　脱

陰自左升,升於離位而化清陽,則又含陰精,是謂陰根。陰性清肅而降斂,陽氣右降而不逆者,有此離陰以翕之也。其降斂之機,全在於胃,胃氣不降,則神氣飛騰而陽脱。

二十難曰:脱陽者,見鬼。仙爲純陽,鬼爲純陰,人居陰陽之半,仙鬼之交。陽脱則人將爲鬼,同氣相感,是以見之。凡人之白晝見鬼者,是其陽氣亡脱,亦將續登鬼録[1]矣。

兔髓湯

甘草二錢　人參三錢　五味一錢　半夏三錢　龍骨二錢,煅,研　元參三錢　附子三錢　牡蠣三錢,煅,研

煎大半杯,温服。

陽脱則白日見鬼,陰脱則清旦目盲。陰陽既脱,無方可醫,於其將脱之前,當見機而預防也。

精　神

神胎於魂而發於心,而實根於坎陽,精孕於魄而藏於腎,而實根於離陰。陰根上抱,是以神發而不飛揚,陽根下蟄,是以精藏而

〔1〕鬼録　死者之名籍也。《陶淵明集·擬挽歌辭》:"昨暮同爲人,今旦在鬼録。"

不馳走。陽神發達,恃木火之生長而究賴太陰之升,陰精閉蟄,資金水之收藏而終籍陽明之降,太陰陽明,所以降金水以吸陽神,升木火以嘘陰精者也。

陽明不降,則火金浮升而神飄於上,太陰不升,則水木沉陷而精遺於下。蓋陽中有陰,則神清而善發,陰中有陽,則精温而能藏。脾陷則精不交神,胃逆則神不交精。陽神飛蕩,故生驚悸,陰精馳走,故病遺泄。

陰升陽降,權在中氣,中氣衰敗,升降失職,金水廢其收藏,木火鬱其生長,此精神所以分離而病作也。培養中氣,降肺胃以助金水之收藏,升肝脾以益木火之生長,則精秘而神安矣。

神驚

神發於心而交於腎,則神清而不摇。神不交精,是生驚悸,其原由於膽胃之不降。

乙木上行,而生君火,甲木下行,而化相火,升則爲君而降則爲相,雖異體而殊名,實一本而同原也。相火之降,賴乎胃土,胃氣右轉,陽隨土蟄,相火下根,是以膽壯而神謐。相火即君火之佐,相火下秘,則君火根深而不飛動,是以心定而神安。

胃土不降,相火失根,虚浮驚怯,神宇不寧。緣君相同氣,臣敗而君危,故魂摇而神蕩也。陽神秘藏,則甘寢而善記,陽泄而不藏,故善忘而不寐也。

胃土之不降,由於脾土之濕。足陽明化氣於燥金,性清降而收斂,金收而水藏之,故陽蟄於坎府。濕則胃土上鬱,收令不行,故火泄而陽飛也。

火炎於上,腎水沉寒,陰凝氣結,久而彌堅,歷年增長,狀如懷子,是謂奔豚。奔豚者,腎肝之陰氣聚而不散者也。水寒木枯,鬱而生風,摇撼不已,則心下悸動。悸見臍下,則根本振摇,奔豚發矣。奔豚上騰,侮土陵心,發作欲死,最爲劇證。數年之後,漸而火敗土崩,則人死矣。

大凡脾腎寒濕,無不有驚悸之證,驚悸不愈,必生奔豚積塊。

此皆中氣虧損,陰盛陽虚之病也。庸工不解,以爲心血不足,乃以歸脾、補心之方,清涼滋潤,助陰伐陽,百不一生,最可傷也。

少陽相火,其性甚烈,而驚悸之家,則陽敗而火熄,非少陽之旺也。其相火極旺,如小建中、炙甘草兩證,乃少陽傷寒將傳陽明,故以芍藥、生地,瀉膽胃之燥熱。内傷中此證頗少也。

金鼎湯

甘草二錢　茯苓三錢　半夏三錢　桂枝三錢　芍藥三錢　龍骨二錢　牡蠣三錢

煎大半杯,温服。

驚悸之證,土濕胃逆,相火不藏,應用茯苓去濕,半夏降胃,桂枝達肝,芍藥斂膽,龍骨、牡蠣,藏精聚神,以蟄陽根。陽降根深,則魂謐神安,驚悸不作矣。

其上熱者,倍芍藥以清膽火。下寒者,加附子以温腎水。

若病重年深,奔豚凝結,少腹氣塊,堅鞕澌寒,此陰邪已盛。緩用附子,當燥土去濕,調其脾胃,後以温燥之藥熬膏貼之。詳具奔豚證中。

精　遺

精藏於腎而交於心,則精温而不走。精不交神,乃病遺泄,其原由於肝脾之不升。

丙火下行而化壬水,癸水上行而化丁火。壬水主藏,陽歸地下者,壬水之蟄藏也。壬水非寒則不藏,陰陽之性,熱則發揚而寒則凝閉,自然之理。壬水蟄藏,陽秘於内〔1〕,則癸水温煖。温氣左升,是生乙木。升而不已,積温成熱,是謂丁火。水之生木而化火者,以其温也。木火生長,陽氣發達,陰精和煦,故不陷流。

壬水失藏,則陽泄而腎寒。水寒不能生木,木氣下鬱,則生疏泄。木以疏泄爲性,愈鬱則愈欲泄,以其生意不遂,時欲發舒之故也。遇夜半陽生,木鬱慾動,則夢交接。木能疏泄而水不蟄藏,是

〔1〕内　原作“丙”,據閩本、蜀本改。

以流溢不止也。甚有木鬱而生下熱,宗筋常舉,精液時流。庸工以爲相火之旺,用知母、黄蘗瀉之,是益其癸水之寒而增其乙木之陷也。

乙木之升,權在己土,木生於水而實長於土,土運則木達。以脾陽升布,寒去温回,冰泮春生,百卉榮華故也。蓋戊土西降,則化辛金,北行則化癸水,己土東升〔1〕,則化乙木,南行則化丁火。金水之收藏,實胃陰之右轉,木火之生長,即脾陽之左旋也。土濕陽衰,生氣不達,是以木陷而不升。人知壬水之失藏而不知乙木之不生,知乙木之不生而不知己土之弗運,乃以清涼固澀之品,敗其脾陽而遏其生氣,病隨藥增,愈難挽矣。

玉池湯

甘草二錢　茯苓三錢　桂枝三錢　芍藥三錢　龍骨二錢　牡蠣三錢　附子三錢　砂仁一錢,炒,研去皮

煎大半杯,温服。

遺精之證,腎寒脾濕,木鬱風動,甘草、茯苓,培土瀉濕,桂枝、芍藥,疏木清風,附子、砂仁,暖水行鬱,龍骨、牡蠣,藏精斂神。水土煖燥,木氣升達,風静鬱消,遺泄自止。

其濕旺木鬱而生下熱,倍茯苓、白芍,加澤瀉、丹皮,瀉脾濕而清肝熱,不可謬用清涼滋潤,敗其脾腎之陽。蓋腎精遺失,泄其陽根,久而温氣亡脱,水愈寒而土愈濕。火土雙虧,中氣必敗,未有失精之家,陰虚而生燥熱者。其木鬱下熱,脾陽未虧,清其肝火,不至爲害。若脾陽已虧,誤用清潤,則土敗而人亡矣。仲景《金匱》亡血失精之義,後人一絲不解也。

靈雪丹

甘草　薄荷　甘遂　朝腦　陽起石　紫蘇葉各三錢

共研,碗盛,紙糊口,細錐紙上密刺小孔。另用碟覆碗上,碗邊寬餘半指,黑豆麵固。濟〔2〕沙鍋底鋪粗沙,加水。坐碗沙上,出水

〔1〕升　原作"行",諸本均同,形近音近之誤,據上文"戊土西降"、下文"木陷而不升"改。

〔2〕濟　通"齊"。《莊子·逍遥游》注:"其濟一也。"《釋文》:"濟,本作齊。"

一寸。炭火煮五香[1],水耗,常添熱水。水冷取出,入麝香少許,研細,蟾酥少許,人乳浸化。葱涕、官粉、煉蜜爲丸,菉豆大,磁瓶封收。津水研半丸,掌上塗玉麈[2]頭。約一兩時,麈頂蘇麻,便是藥力透徹。秘精不泄,甚有良功。

若遺泄不止,勢在危急,先煉此藥,封之日落,研塗。一夜不走,腎精保固。徐用湯、丸。

氣　血

氣統於肺,血藏於肝而總化於中氣。胃陽右轉而化氣,氣降則精生,陰化於陽也,脾陰左旋而生血,血升則神化,陽生於陰也。精未結而魄先凝,故魄舍於肺,氣魄者,腎精之始基也,神未發而魂先見,故魂舍於肝,血魂者,心神之初氣也。氣,陽也,而含陰魄,是以清涼而降斂。血,陰也,而吐陽魂,是以温煖而升發。及其魂升而神化,則又降而爲氣,魄降而精生,則又升而爲血。蓋精血温升,則蒸騰而化神氣,神氣清降,則灑陳而化精血。精血神氣,實一物也,悉由於中氣之變化耳。

火金上熱,則神氣飛揚而不守,水木下寒,則精血泄溢而莫藏。故補養神氣,則宜清涼而滋益精血,則宜温煖。

氣秉辛金清涼之性,清則調暢,熱則鬱蒸,暢則沖虚,鬱則滯塞,滯塞而不降,故病上逆,血秉乙木温煖之性,温則流行,寒則凝瘀,行則鮮明,瘀則腐敗,腐敗而不升,故病下陷。氣滯之家,胸膈脹滿,痰嗽喘逆,半緣上中之虚熱,血瘀之人,紫黑成塊,杯碗傾泄,多因中下之虚寒。下寒則肺氣之降於肝部者,亦遂陷泄而不升,上熱則肝血之升於肺家者,亦遂逆流而不降。此氣血致病之原也。

氣　滯

肺主藏氣,凡藏府經絡之氣,皆肺家之所播宣也。氣以清降爲

---

[1] 五香　燃五炷香的時間。

[2] 玉麈(zhǔ 主)　原意以玉爲柄製作之拂塵。《分類東城詩·次韻王鞏顔復同泛舟》:“舞腰似雪金釵落,談辯如雪玉麈飛。”在此指陰莖,如産門曰玉門。

性,以心火右轉,則化肺氣,肺氣方化,而已胎陰魄,故其性清肅而降斂。實則順降,虛則逆升,降則沖虛,升則窒塞。

君相之火,下根癸水,肺氣斂之也。肺氣上逆,收令不行,君相升泄,而刑辛金,則生上熱。凡痞悶噯喘,吐衄痰嗽之證,皆緣肺氣不降。而肺氣不降之原,則生於胃,胃土逆升,濁氣填塞,故肺無下降之路。

肺胃不降,君相升炎,火不根水,必生下寒。氣滯之證,其上宜涼,其下宜煖,涼則金收,煖則水藏。清肺熱而降胃逆,固是定法,但不可以寒涼之劑瀉陽根而敗胃氣。蓋胃逆之由,全因土濕,土濕則中氣不運,是以陽明不降。但用清潤之藥,滋中濕而益下寒,則肺胃愈逆,上熱彌增,無有愈期也。

下氣湯

甘草二錢　半夏三錢　五味一錢　茯苓三錢　杏仁三錢,泡,去皮尖　貝母二錢,去心　芍藥二錢　橘皮二錢

煎大半杯,温服。

治滯在胸膈右肋者。

氣　積

肺藏氣而性收斂,氣病則積聚而不散,而肝氣之積聚,較多於肺。肺氣積聚,則痞塞於心胸,肝氣積聚,則滯結於臍腹。

蓋氣在上焦則宜降,而既降於下,則又宜升。升者,肝之所司,以肝木主升,生氣旺則氣升,生氣不足,故氣陷而下鬱也。而肝氣之下鬱,總由太陰之弱。以氣秉金令,但能降而不能升,降而不至於下陷者,恃肝木之善達,肝木之善達者,脾土之左旋也。

氣盛於肺胃而虛於肝脾,故肺氣可瀉而肝氣不可瀉。氣積胸膈右肋,宜瀉肺胃以降之,氣積臍腹左脇,宜補肝脾以升之,此化積調氣之法也。

達鬱湯

桂枝三錢　鱉甲三錢,醋炙焦,研　甘草二錢　茯苓三錢　乾薑三錢　砂仁一錢

煎大半杯,温服。

治積在臍腹左脇者。

肺胃積氣,在胸膈右肋,肝脾積氣,在臍[1]腹左脇,皆中氣虚敗之病也。補之則愈悶,破之則愈結。蓋其本益[2]虚,其標益實,破之其本更虚,補之其標更實,是以俱不能效。善治者,肺胃之積,瀉多而補少,肝脾之積,補多而瀉少。半補而半行之,補不至於壅閉,行不至於削伐,正氣漸旺,則積聚消磨矣。

血　瘀

肝主藏血,凡藏府經絡之血,皆肝家之所灌注也。血以温升爲性,緣腎水左旋,則生肝血,肝血方生,而已抱陽魂,故其性温和而升散。實則直升,虚則遏陷,升則流暢,陷則凝瘀。

蓋血中温氣,化火之本,而温氣之原,則根於坎中之陽。坎陽虚虧,不能生發[3]乙木,温氣衰損,故木陷而血瘀。久而失其華鮮,是以紅變而紫,紫變而黑。木主五色,凡肌膚枯槁,目眥青黑者,皆是肝血之瘀。而肝血不升之原,則在於脾,脾土滯陷,生氣遏抑,故肝無上達之路。

肝脾不升,原因陽衰陰旺,多生下寒。而温氣抑鬱,火胎淪陷,往往變而爲熱。然熱在於肝,而脾腎兩家,則全是濕寒,不可專用清潤。至於温氣頽敗,下熱不作者,十之六七,未可概論也。

血瘀之證,其下宜温而上宜清,温則木生,清則火長。若木鬱而爲熱,乃變温而爲清,而脾腎之藥,則純宜温燥,無有二法。以脾陷之由,全因土濕,土濕之故,全因水寒。腎寒脾濕,則中氣不運,是以太陰不升。水土濕寒,中氣堙鬱,君相失根,半生上熱。若誤認陰虚,滋濕生寒,夭枉人命,百不一救也。

破瘀湯

甘草二錢　茯苓三錢　丹皮三錢　桂枝三錢　丹參三錢　桃

---

〔1〕臍　原作"胸",據蜀本、集成本、上文"氣積臍腹左脇"改。

〔2〕益　多也。《戰國策·齊策》:"可以益割於楚。"

〔3〕生發　原作"發生",據閩本、蜀本、集成本乙轉。

仁三錢,泡,去皮尖 乾薑三錢 首烏三錢,蒸

煎大半杯,温服。

血 脱

肝藏血而性疏泄,血病則脱亡而不守。未脱之先,温氣虚虧,凝瘀不流。瘀少則結積而不下,瘀多則注泄而莫藏。凡便溺流灕,崩漏不禁,紫黑成塊,腐敗不鮮者,皆陽虚而木陷,血瘀而弗容也。

蓋木性善達,水土寒濕,生氣不達,是以血瘀。木鬱風動,疏泄不斂,是以血脱,而肺血之脱亡,較多於肝。肝血下脱,則遺泄於便溺,肺血上流,則吐衄於口鼻。以血在下焦則宜升,而既升於上,則又宜降。降者,肺之所司,緣肺金主收,收氣盛則血降。收氣不足,故血湧而上溢也。

而肺血之上溢,總由陽明之虚。以血秉木氣,但能升而不能降,升而不至於上溢者,恃肺金之善斂。肺金之收斂者,胃土之右轉也。

血盛於肝脾而虚於肺胃,其脱於便溺,則由肝脾之寒,其脱於口鼻,或緣肺胃之熱。而陽衰土濕,中氣頹敗,實爲脱血之根。若專用清涼滋潤,助陰伐陽,以敗中氣,人隨藥殞,百不一生。此非血病之必死,皆粗工之罪也。

衄 血

肺竅於鼻,肺氣降斂,則血不上溢。肺氣逆行,收斂失政,是以爲衄,其原因於胃土之不降。

《靈樞·百病始生》:卒然多食飲,則腸滿,起居不節,用力過度,則絡脈傷。陽絡傷則血外溢,血外溢則衄血,陰絡傷則血内溢,血内溢則後血。衄血者,陽絡之傷,則營血逆流,而衛氣不能斂也。

肺主衛氣,其性收斂,血升而不溢者,賴衛氣斂之。而衛氣之斂,由於肺降,降則收令行也。而肺氣之降,機在胃土,胃土上壅,肺無降路,收令失政,君相升泄,肺金被刑,營血不斂,故病鼻衄。而火炎金傷,不皆實熱,多有中下濕寒,胃逆而火瀉者。至於並無

上熱,而鼻衄時作,則全因土敗而胃逆,未可清金而瀉火也。外感傷寒之衄,亦非關火盛。緣寒傷營血,營鬱而衛閉,衛氣壅遏,蓄而莫容,逆循鼻竅,以瀉積鬱。衛氣升發,故衝營血,而爲衄證。衄則衛鬱瀉而表病解,原非火旺金刑之故也。

仙露湯

麥冬三錢　五味一錢　貝母二錢　半夏三錢　柏葉三錢　甘草二錢　芍藥三錢　杏仁三錢

煎大半杯,温服。

衄血之證,火泄金刑,氣傷血沸,宜清金斂肺,以回逆流。而必並降胃氣,降胃必用半夏。近世誤以血證爲陰虛,半夏性燥,不宜血家,非通人之論也。

若上熱非盛,而衄證時作,則全因中下濕寒,當加乾薑、茯苓温燥之藥。若大衄之後,氣泄陽亡,厥逆寒冷,宜加參、耆、薑、附,以續微陽,清潤之藥,切不可用。

吐　血

血斂於肺而降於胃,肺氣能收,則鼻不衄,胃氣善降,則口不吐。肺氣莫收,經絡之血,乃從鼻衄,胃氣莫降,藏府之血,因自口吐。而肺氣之斂,亦因胃氣之降,吐衄之證,總以降胃爲主。

胃氣不降,原於土濕,土濕之由,原於寒水之旺。水寒土濕,中氣堙鬱,血不流行,故凝瘀而紫黑。蓄積莫容,勢必外脱。土鬱而無下行之路,是以上自口出。凡嘔吐瘀血,紫黑成塊,皆土敗陽虛,中下濕寒之證。瘀血去後,寒濕愈增,往往食減而不消,飲少而不化。一旦土崩而陽絶,則性命傾殞,故大吐瘀血之家,多至於死。

其血色紅鮮者,則緣肺熱。然始因上熱而究變中寒。以血藏於肝而肝木生火,心火之熱,即血中之温氣所化。血去而血中之温氣亡泄,是以大失血後,寒慄而戰摇也。而其上熱之時,推其中下,亦是濕寒。蓋君相之火,隨戊土下降,而歸坎水,則上清而下煖。胃土不降,則君相升泄。非戊土之逆,而火何以升！非己土之濕,而胃何以逆！非癸水之寒,而土何以濕！胃逆火泄,升炎於上,而坎陽絶根,其腎水必寒。寒水泛濫,其脾土必濕,理自然也。

若夫零星咯吐,見於痰唾之中者,其證稍緩。以血去非多,則氣泄有限,雖亦中下寒濕,而一時不至困敗。但一遭庸手,久服清潤,敗其中氣,則亦歸死亡耳。

血證是虚勞大病,半死半生,十僅救五。而唐後醫書,皆滋陰瀉火,今古雷同,百不救一,實可哀也。

靈雨湯

甘草二錢 人參二錢 茯苓三錢 半夏三錢 乾薑三錢 柏葉三錢 丹皮三錢

煎大半杯,温服。

治大吐瘀血者。

吐血之證,中下濕寒,凝瘀上湧,用人參、甘草,補中培土,茯苓、乾薑,去濕温寒,柏葉清金斂血,丹皮疏木行瘀,自是不易之法,尤當重用半夏,以降胃逆。

血本下行,肺胃既逆,血無下行之路,陳菀〔1〕腐敗,勢必上湧。舊血既去,新血又瘀,逆行上竅,遂成熟路。再投清潤之藥,助其寒濕,中氣敗亡,速之死矣。若温中燥土,令其陽回濕去,復以半夏降逆,使胃氣下行,瘀血既吐,鮮血自不再來。若下寒甚者,蜀椒、附子,亦當大用。

其零星咯吐,紅鮮不凝,雖有上熱,亦非實火,稍加麥冬、貝母,略清肺熱。總以瀉濕培土爲主,不可過用苦寒也。

白茅湯

人參二錢 甘草二錢 茯苓三錢 半夏三錢 麥冬三錢,去心 茅根三錢 芍藥三錢 五味子一錢

煎大半杯,温服。

治零星吐鮮血者。

血之零吐紅鮮者,雖緣土濕胃逆,而肺家不無上熱,瀉濕降逆之中,自宜加清肺之藥。

---

〔1〕菀 《廣韻》:“菀,紆勿切,音鬱,義同。”

若相火極旺，則加黄芩而倍芍藥。仲景三黄瀉心湯，是治相火之極旺者，但此等頗少，未易輕用。若上熱不敵下寒之劇，當大温水土，清潤諸法，切不可用也。

便　　血

血生於脾，藏於肝，肝脾陽旺，血温而升，故不下泄。水寒土濕，脾陷土鬱，風動而行疏泄之令，則後脱於大便。

陽氣收斂，則土温而水煖，其脾濕而腎寒者，庚金之收令不行也。後世以爲腸風而用清潤，脾陽愈敗而愈陷，無有止期也。

其肝脾陽敗，紫黑瘀腐，當補火燥土以回殘陽，煖血温肝而升鬱陷。若痔漏、脱肛之治，亦依此法通之。

桂枝黄土湯

甘草二錢　白术三錢　附子三錢　阿膠三錢　地黄三錢　黄芩二〔1〕錢　桂枝二錢　竈中黄土三錢

煎大半杯，温服。

便血之證，亦因水土寒濕，木鬱風動之故。仲景黄土湯，术、甘、附子，培土温寒，膠、地、黄芩，清風瀉火，相火。黄土燥濕扶脾，法莫善矣。此加桂枝，以達木鬱，亦甚精密。

溺　　血

水寒土濕，脾陷木鬱，風動而行疏泄，穀道不收，則後泄於大腸，水道不斂，則前淋於小便。

陽氣蟄藏，則土温而水暖，其脾濕而腎寒者，壬水之藏令不行也。水性蟄藏，木性疏泄，水欲藏而不能藏，是以流瀉而不止，木欲泄而不能泄，是以梗澀而不利。緣木愈鬱則愈欲泄，愈欲泄則愈鬱，鬱生下熱，小便赤數。雖火盛之極，而實以脾腎之陽虚。

瀉濕燥土，升木達鬱，自是主法。寒者温之，熱者清之。然熱在乙木，不在脾土，在肝則宜清涼，至於脾家，但宜温燥，雖肝熱極

〔1〕二　原作“一”，係脱版之誤，據閩本、蜀本、集成本改。

盛,不可瀉其脾土也。

寧波湯

甘草二錢 桂枝三錢 芍藥三錢 阿膠三錢 茯苓三錢 澤瀉三錢 梔子三錢 髮灰三錢,猪脂煎,研

煎大半杯,温服。

溺血與便血同理,而木鬱較甚,故梗澀痛楚。苓、澤、甘草,培土瀉濕,桂枝、芍藥,達木清風,阿膠、髮灰,滋肝行瘀,梔子利水瀉熱。膀胱之熱。

若瘀血紫黑,纍塊堅阻,加丹皮、桃仁之類行之,此定法也。

病不過内外感傷，而雜病之傳變，百出不窮。感傷者，百病之綱，百病者，感傷之目。譬如水火〔1〕，源本則合，支派攸分，雖殊途而同歸，實一致而百慮〔2〕。

先聖既往，此道絶傳，博考方書，乖訛萬狀。縱身若松柏，未必後雕，況資如蒲柳，動輒零謝，申之以雜病之侵凌，益之以群工之毒藥，真輕塵之棲弱草，朝露之落薤上矣。

痛昔親從凋亡，手足傷毁，荒草頽墳，煙籠霧鎖。感念存殁，情何可言，作雜病解。

雜病解上

鼓脹根原

鼓脹者，中氣之敗也。肺主氣，腎主水，人身中半以上爲陽，是謂氣分，中半以下爲陰，是謂水分。氣盛於上，水盛於下，陰陽之定位也。而氣降則生水，水升則化氣，陰陽互根，氣水循環。究其轉運之樞，全在中氣，中氣一敗，則氣不化水而抑鬱於下，是謂氣鼓，水不化氣而泛溢於上，是爲水脹。

《靈樞·營衛生會》：上焦如霧，中焦如漚，下焦如瀆。上焦氣盛，故如霧露之空濛。下焦水盛，故如川瀆之注瀉。而氣水變化之原，出於中焦，中焦者，氣水

〔1〕火　原作“木”，據集成本改。

〔2〕百慮　“慮”，《釋名》：“慮，旅也。旅，衆也。”“百慮”，衆多也。《易·系辭》：“天下同歸而殊途，一致而百慮。”

之交,氣方升而水方降,水欲成氣,氣欲成水,氣水未分,故其形如漚。

氣之化水,由於肺胃,水之化氣,由於肝脾。肺胃右降則陰生,故清凉而化水,氣不化水者,肺胃之不降也,肝脾左升則陽生,故温煖而化氣,水不化氣者,肝脾之不升也。氣不化水,則左陷於下而爲氣鼓,水不化氣,則右逆於上而爲水脹。而其根,總因土濕而陽敗,濕土不運,則金木鬱而升降窒故也。

氣鼓

氣從上降,而推原其本,實自下升,坎中之陽,氣之根也。氣升於肝脾,肝脾左旋,温煖而化清陽,是氣升於水分也。肝脾不升,陰分之氣堙鬱而下陷,故臍以下腫。木性善達,其發達而不鬱者,水温土燥而陽升也。水寒土濕,脾陽下陷,肝木不達,抑遏而剋脾土。肝脾鬱迫而不升運,是以凝滯而爲脹滿。肝氣不達,鬱而生熱,傳於脾土。脾土受之,以其濕熱,傳於膀胱。五行之性,病則傳其所勝,勢固然也。土燥則木達而水清,土濕則氣滯不能生水,木鬱不能泄水,故水道不利。加之以熱,故淋濇而黄赤。

脾土既陷,胃土必逆。脾陷則肝木下鬱,胃逆則膽火上鬱。其下熱者,肝木之不升也,其上熱者,膽火之不降也。病本則屬濕寒,而病標則爲濕熱,宜瀉濕而行鬱,補脾陽而達木氣,清利膀胱之鬱熱也。

桂枝薑砂湯

茯苓三錢　澤瀉三錢　桂枝三錢　芍藥三錢　甘草三錢,炙　砂仁一錢,炒,研　乾薑三錢

煎大半杯,入砂仁,略煎,去渣,入西瓜漿一湯匙,温服。

膀胱濕熱,小便紅濇者,加梔子清之。脾肺濕旺,化生鬱濁,腐敗膠粘,不得下行,宜用瓜蒂散,行其痰飲。在下則瀉利而出,在上則嘔吐而出。去其菀陳,然後調之。

續隨子仁,最下痰飲,用白者十數粒,研碎,去油,服之痰水即下。

瓜蒂散

瓜蒂二十個,研　赤小豆三錢,研　香豉三錢,研

熱水一杯,煮香豉,令濃,去渣,調二末,温服。取吐下爲度。病重人虚者,不可服此,當用葶藶散。

水脹

水從下升,而推原其本,實自上降,離中之陰,水之根也。水降於肺胃,肺胃右轉,清涼而化濁陰,是水降於氣分也。肺胃不降,陽分之水淫泆而上逆,故臍以上腫。金性喜斂,其收斂而不鬱者,陽明胃土之降也。土濕胃逆,肺無降路,陽分之水,不得下行,陰分之水,反得上泛。水入於肺,宗氣隔碍,則爲喘滿。水入於經,衛氣壅阻,則爲腫脹。

水生於肺而統於腎,藏於膀胱而泄於肝。腎與膀胱之府,相爲表裏。

飲入於胃,脾陽蒸動,化爲霧氣,而上歸於肺。肺金清肅,霧氣灑揚,充灌於經絡,熏澤於皮膚,氤氳鬱靄,化爲雨露。及乎中焦以下,則注集滂沛,勢如江漢矣。

膀胱者,水之壑也。肺氣化水,傳於膀胱,肝氣疏泄,水竅清通,是以腫脹不作。膀胱之竅,清則開而熱則閉,《靈樞》:三焦者,入絡膀胱,約下焦,實則閉癃,虚則遺溺。其虚而遺溺者,相火之下虚也,其實而閉癃者,非相火之下實也。以腎主蟄藏,腎氣能藏,則相火秘固而膀胱清,腎氣不藏,則相火泄露而膀胱熱。相火蟄藏,膀胱清利,是謂之實,膀胱之熱者,相火泄於腎藏而陷於膀胱也。

相火藏於腎水,原不泄露,其泄而不藏者,過在乙木。木性疏泄,疏泄之令暢,則但能泄水而不至泄火。水寒土濕,生氣鬱遏,疏泄之令不行,而愈欲疏泄,故相火不得秘藏,泄而不通,故水道不能清利。

相火之陷,其原在肝,肝氣之陷,其原在脾。肝脾鬱陷,合相火而生下熱,傳於己土,己土以其濕熱傳於膀胱,是以淋澀而赤黄也。

膀胱閉癃,水不歸壑,故逆行於胸腹,浸淫於經絡,而腫脹作

焉。水熱穴論:其本在腎,其標在肺,皆積水也。故水病下爲胕腫大腹,上爲喘呼不得臥者,標本俱病。

其本之在藏者,宜瀉之於膀胱,其標之在肺者,宜瀉之於汗孔。汗溺之行,總以燥土疏木爲主。水病之作,雖在肺腎兩藏,而土濕木鬱,乃其根本也。

苓桂浮萍湯

茯苓三錢 澤瀉三錢 半夏三錢 杏仁三錢 甘草二錢 浮萍三錢 桂枝三錢

煎大半杯,熱服。覆衣,取汗。

中氣虛,加人參,寒加乾薑。肺熱,加麥冬、貝母。

苓桂阿膠湯

茯苓三錢 澤瀉三錢 甘草二錢 桂枝三錢 阿膠三錢

煎大半杯,熱服。

小便不清,加西瓜漿,熱加梔子。中虛,加人參,寒加乾薑。

乙木遏陷,疏泄不行,陽敗土濕,不能制伏水邪,故病腫脹。瀉濕燥土,疏木行水,是定法也。後世八味加減之方,地黄助脾之濕,附子益肝之熱,肝脾未至極敗,服之可效,肝脾病深則不效,而反益其害,最誤人也。

氣位於上,水位於下。氣之在上,雖壅滿鬱遏,而不至於脹,惟下陷而不升,則病氣鼓,水之在下,雖停瘀凝結,而弗至於腫,惟上逆而不降,則病水脹。腫在身半以上者,水脹也,脹在身半以下者,氣鼓也,其一身俱至腫脹者,氣病於下而水病於上也。氣水交病,則氣中亦有積水,水中不無滯氣。總之,氣不離水,水不離氣,氣滯則水凝,水積則氣聚,氣病於下者,其水道必不利,水病於上者,其氣道必不通。仲景《金匱·水氣》之法,腰以上腫,當發其汗,汗發則氣通而水亦泄,腰以下腫,當利小便,便利則水行而氣亦達矣。

噎膈根原

噎膈者,陽衰土濕,上下之竅俱閉也。脾陽左升,則下竅能開,胃陰右降,則上竅不閉。下竅開,故舊穀善出,上竅開,故新穀善納,新舊遞嬗[1],出納無阻,氣化循環,所以無病。

其上下之開,全在中氣,中氣虚敗,濕土湮塞,則肝脾遏陷,下竅閉澀而不出,肺胃衝逆,上竅梗阻而不納,是故便結而溺癃,飲碜而食格也。緣氣之爲性,實則清空,虚則滯塞。胃主降濁,脾主升清,胃降則濁氣下傳,上竅清空而無礙,是以善納,脾升則清氣上行,下竅洞達而莫壅,是以善出。胃逆則肺金不降,濁氣鬱塞而不納,脾陷則肝木不升,清氣澀結而不出。以陽衰土濕,中氣不運,故脾陷而杜其下竅,胃逆而窒其上竅,升降之樞軸俱廢,出納之機緘[2]皆息也。

其糟粕之不出,全因脾陷而肝鬱,而穀食之不納,則不止胃逆而肺壅,兼有甲木之邪焉。甲木逆行,剋賊戊土,土木搏結,肺無下行之路,霧氣堙瘀,化生痰涎,胸膈滯塞,故食噎不下。肺津化痰,不能下潤,水穀二竅,枯槁失滋,而乙木之疏泄莫遂,故便溺艱澀。總緣中氣不治,所以升降反作,出納無靈也。

苓桂半夏湯

茯苓三錢　澤瀉三錢　甘草二錢　桂枝三錢　半夏三錢　乾薑三錢　生薑三錢　芍藥三錢

煎大半杯,温服。

噎病胸膈滯塞,霧氣淫蒸而化痰飲。上脘不開,加以痰涎膠粘,故食阻不下。法宜重用半夏,以降胃氣。痰盛者,加茯苓、橘皮,行其瘀濁,生薑取汁,多用益善。痰飲極旺,用瓜蒂散,吐其宿痰,下其停飲。胸膈洗蕩,腐敗清空,則飲食漸下矣。

胸膈之痞,緣肺胃上逆,濁氣不降,而其中全是少陽甲木之邪。蓋胃逆則肺膽俱無降路,膽木盤結,不得下行,經氣鬱迫,是以胸脇痛楚。當以甘草緩其迫急,芍藥瀉其木邪,柴胡、鱉甲,散其結鬱。若兼風木枯燥,則加阿膠、當歸,滋木清風,其痛自差。

其大便燥結,糞粒堅鞕,緣土濕胃逆,肺鬱痰盛,不能化生津

[1] 嬗(shàn 繕)　傳也。《説文》:"嬗,一曰傳也。"

[2] 機緘　《莊子·天運》:"意者,其有機緘而不得已邪?"成《疏》:"機,關也,緘,閉也。謂有主司關閉,事不得已。"在此指出納之機能。

液,以滋大腸。大腸以陽明燥金之府,枯槁失滋,自應艱澀。而陰凝氣閉,下竅不開,重以飲食非多,消化不速,穀滓有限,未能充滿胃腸〔1〕,順行而下。蓋以肝木鬱陷,關竅堵塞,疏泄之令不行,是以便難。此宜以乾薑、砂仁,温中破滯,益脾陽而開腸竅,以桂枝達木鬱而行疏泄。乾澀難下者,重用肉蓯蓉,以滑腸竅,白蜜亦佳。木枯血燥,不能疏泄,加阿膠、當歸,滋其風木。

其小便紅澀,緣肺鬱痰盛,不能生水以滲膀胱,而土濕木鬱,疏泄不行,故水道不利。此宜苓、澤、桂枝,瀉濕疏木,以通前竅。甚者,用猪苓湯加桂枝,猪、茯、滑、澤,瀉濕燥土,桂枝、阿膠,疏木清風,水道自利。噎家痰多溲少,全是土濕。濕土莫運,肝不升達,是以溺癃。肺不降斂,是以痰盛。瀉濕以苓、澤爲主,佐以利肺疏肝之品,則痰消而溲長矣。

下竅閉塞,濁無泄路,痞鬱胸膈,食自難下。下竅續開,胸膈濁氣,漸有去路,上脘自開。再以疏利之品,去其胸中腐敗,食無不下之理,而上下之開,總以温中燥土爲主,土氣温燥,胃不上逆,則肺降而噎開,脾不下陷,則肝升而便利矣。

庸工以爲陰虚燥旺,用地黄、牛乳滋潤之藥。更可誅者,至用大黄,噎病之人,百不一生。尚可壽及一年者,若服湯藥,則數月死矣。

醫法失傳,千古不得解人。能悟此理,則病去年增,不得死矣。

反胃根原

反胃者,陽衰土濕,下脘不開也。飲食容納,賴於胃陰之降,水穀消磨,藉乎脾陽之升,中氣健旺,則胃降而善納,脾升而善磨,水穀化消,關門洞啟。精華之上奉者,清空無滯,是以痰涎不生,渣滓之下達者,傳送無阻,是以便溺不澀。

濕盛陽虧,中氣虚敗,戊土偏衰,則能消而不能受,己土偏弱,則能受而不能消。以陽含陰則性降,降則化陰而司受盛,故胃以陽

〔1〕腸 原作"陽",形近音近之誤,據閩本,蜀本改。

土而主納,陰含陽則氣升,升則化陽而司消腐,故脾以陰土而主磨。陽性開,陰性閉,戊土善納,則胃陽上盛而竅開,己土不磨,則脾陰下旺而竅閉。水穀善納,上竅常開,所以能食,飲食不磨,下竅常閉,所以善吐。蓋土性迴運,氣化無停,新故乘除,頃刻莫閒。飲食不磨,勢難久駐,下行無路,則逆而上湧,自然之理也。

其便結者,糟粕之傳送無多也。隧竅閉澀,而渣滓有限,不能遽行,蓄積既久,而後破溢而下。下而又閉,閉而又下,零星斷續,不相聯屬。及其遲日延時,傳諸魄門,則糞粒堅鞕,形如彈丸。緣大腸以燥金之府,而肺津化痰,不能下潤,故燥澀而艱難也。

仲景《金匱》於反胃嘔吐,垂大半夏之法,補中降逆而潤腸燥,反胃之聖方也。若與茯苓四逆合用,其效更神矣。

薑苓半夏湯

人參三錢　半夏三錢　乾薑三錢　茯苓三錢　白蜜半杯

河水揚之二百四十遍,煎大半杯,入白蜜,溫服。

反胃與噎膈同理,但上脘不閉耳,全以溫中燥濕,降逆開結爲主。土燥陽回,飲食消化,自然不吐。穀精下潤,渣滓盛滿,傳送無阻,大便自易。

濕氣滲泄,必由便溺,若肝氣不能疏泄,加桂枝、阿膠,疏木清風。利水滑腸之法,依噎膈諸方,無有異也。

消渴根原

消渴者,足厥陰之病也。厥陰風木與少陽相火,相爲表裏,風木之性,專欲疏泄,土濕脾陷,乙木遏抑,疏泄不遂,而强欲疏泄,則相火失其蟄藏。手少陽三焦以相火主令,足少陽膽從相火化氣,手少陽陷於膀胱,故下病淋癃,足少陽逆於胸膈,故上病消渴。緣風火合邪,津血耗傷,是以燥渴也。

淋因肝脾之陷,消因膽胃之逆,脾陷而乙木不升,是以病淋,胃逆而甲木不降,是以病消。脾陷胃逆,二氣不交,則消病於上而淋病於下。但是脾陷,則淋而不消,但是胃逆,則消而不淋。淋而不消者,水藏而木不能泄也,消而不淋者,木泄而水不能藏也。木不能泄，則肝氣抑鬱而生熱，膀胱熱澀，故溲便不通，水不能藏，則腎陽泄露而生寒，腎藏寒滑，故水泉不止。

肝木生於腎水而胎心火，火之熱者，木之温氣所化，木之温者，水之陽根所發。水主蟄藏，木主疏泄，木虚則遏抑子氣於母家，故疏泄不行，而病淋澀，木旺則盗泄母氣於子家，故蟄藏失政，而善溲溺。

《素問·氣厥論》：心移熱於肺，肺消，肺消者，飲一溲二，死不治。此上下俱寒，上寒則少飲，下寒則多溲。飲一溲二，是精溺之各半也，是以必死。《金匱》：男子消渴，小便反多，飲一斗，小便一斗。此下寒上熱，下寒則善溲，上熱則善飲。飲一溲一，是溺多而精少也，則猶可治。渴欲飲水，小便不利者，是消淋之兼病者也。

腎氣丸

地黄二兩八錢　山萸一兩四錢　山藥一兩四錢　丹皮一兩　茯苓一兩　澤瀉一兩　桂枝三錢五分　附子三錢五分

煉蜜丸，梧子大，酒下十五丸，日再服。不知，漸加。

《金匱》：消渴，飲一斗，小便一斗，上傷燥熱，下病濕寒，燥熱在肝肺之經，濕寒在脾腎之藏。腎氣丸，茯苓、澤瀉，瀉濕燥土，地黄、丹、桂，清風疏木，附子温腎水之寒，薯蕷、山萸[1]，斂腎精之泄，消渴之神方也。

肝主疏泄，木愈鬱而愈欲泄，泄而不通，則小便不利，泄而失藏，則水泉不止。腎氣丸能縮小便之太過，亦利小便之不通。《金匱》：小便一斗者主之，小便不利者亦主之，以其瀉濕而燥土，清風而疏木也。

猪苓湯

猪苓三錢　茯苓三錢　澤瀉三錢　滑石三錢，研　阿膠三錢

煎大半杯，入阿膠，消化，温服。

治上消下淋者。

---

〔1〕山萸　原脱，諸本均同，據《金匱懸解·消渴小便不利淋》釋文“薯蕷、山萸，斂肝氣而攝水漸”補。

上渴而下淋者,土濕木鬱,而生風燥。猪、茯[1]、滑、澤,瀉濕燥土,阿膠滋木清風,解渴通淋之良法也。

若木鬱不能疏泄,宜加桂枝,以達木氣。若消淋兼作而發熱脈浮者,是土濕木鬱而感風邪,當以五苓發其汗也。

桂附苓烏湯

茯苓三錢　澤瀉三錢　桂枝三錢　乾薑三錢　附子三錢　龍骨三錢,煅,研　牡蠣三錢,煅,研　首烏三錢,蒸

煎大半杯,温服。

治飲一溲二者。

《素問》飲一溲二,水寒土濕,木氣疏泄,宜苓、澤瀉濕燥土,薑、附煖水温中,桂枝、首烏,達木榮肝,龍骨、牡蠣,斂精攝溺[2]。病之初起,可以救藥,久則不治。

顛狂根原

顛狂者,即驚悸之重病也。肝爲木,其氣風,其志怒,其聲呼。心爲火,其氣熱,其志喜,其聲言。肺爲金,其氣燥,其志悲,其聲哭。腎爲水,其氣寒,其志恐,其聲呻。脾爲土,其氣濕,其志憂,其聲歌。氣之方升而未升則怒,已升則爲喜,氣之方降而未降則悲,已降則爲恐。蓋陷於重淵之下,志意幽淪,是以恐作。方其半陷,則淒涼而爲悲,悲者,恐之先機也。升於九天之上,神氣暢達,是以喜生。方其半升,則拂鬱而爲怒,怒者,喜之未遂也。

凡人一藏之氣偏盛,則一藏之志偏見,而一藏之聲偏發。顛病者,安靜而多悲恐,肺腎之氣旺也。狂病者,躁動而多喜怒,肝心之氣旺也。肺腎爲陰,肝心爲陽,二十難曰:重陰者顛,重陽者狂,正此義也。而金水之陰旺,則因於陽明之濕寒,木火之陽盛,則因於太陰之濕熱。緣胃土右降,金水所從而下行,濕則不降,金水右泄而生寒,金旺則其志悲,水旺則其志恐也。脾土左升,木火所從而

---

〔1〕茯　原作"苓",據蜀本、集成本改。

〔2〕溺　原作"弱",形近之誤,據閩本、蜀本、集成本改。

上行,濕則不升,木火左鬱而生熱,木旺則其志怒,火旺則其志喜也。濕寒動則寢食皆廢,悲恐俱作,面目黄瘦,腿膝清涼,身静而神迷,便堅而溺澀,此皆金水之旺也。濕熱動則眠食皆善,喜怒兼生,面目紅肥,臂肘温煖,身動而神慧,便調而水利,此皆木火之旺也。

顛緣於陰旺,狂緣於陽旺。陰陽相判,本不同氣,而顛者歷時而小狂,狂者積日而微顛。陽勝則狂生,陰復則顛作,勝復相乘而顛狂迭見,此其陰陽之俱偏者也。

苓甘薑附龍骨湯

半夏三錢 甘草二錢 乾薑三錢 附子三錢 茯苓三錢 麥冬三錢,去心 龍骨三錢 牡蠣三錢

煎大半杯,温服。

有痰者,加蜀漆。

治顛病悲恐失正者。

丹皮柴胡犀角湯

丹皮三錢 柴胡三錢 犀角一錢,研汁 生地三錢 芍藥三錢 茯苓三錢 甘草二錢,炙

煎大半杯,温服。

有痰者,加蜀漆。

治狂病喜怒乖常者。

勞傷中氣〔1〕,土濕木鬱,則生驚悸。濕旺痰生,迷其神智,喜怒悲恐,緣情而發,動而失節,乃病顛狂。顛狂之家,必有停痰,痰者,顛狂之標,濕者,顛狂之本。顛起於驚,狂生於悸,拔本塞原之法不在痰。若宿痰膠固,以瓜蒂散上下湧泄,令藏府上下清空,然後燥土瀉濕,以拔其本。

痰飲根原

痰飲者,肺腎之病也,而根原於土濕,肺腎爲痰飲之標,脾胃乃痰飲之本。蓋肺主藏氣,肺氣清降則化水,腎主藏水,腎水温升則

〔1〕氣 原作"風",據蜀本、集成本改。

化氣。陽衰土濕,則肺氣壅滯,不能化水,腎水凝瘀,不能化氣。氣不化水,則鬱蒸於上而爲痰,水不化氣,則停積於下而爲飲。大凡陽虚土敗,金水堙菀,無不有宿痰留飲之疾。

清道堵塞,肺氣不布,由是壅嗽發喘,息短胸盛[1],眠食非舊,喜怒乖常。蓋痰飲伏留,腐敗壅阻,礙氣血環周之路,格精神交濟之關,諸病皆起,變化無恒,隨其本氣所虧而發,而總由脾陽之敗。緣足太陰脾以濕土主令,手太陰肺從濕土化氣,濕旺脾虧,水穀消遲,脾肺之氣,鬱而不宣,淫生痰涎。歲月增加,久而一身精氣,盡化敗濁,微陽絶根,則人死矣。

高年之人,平素陽虚,一旦昏憒痰鳴,垂頭閉目,二三日即死。此陽氣敗脱,痰證之無醫者也。其餘百病,未至於此。

悉宜燥土瀉濕,絶其淫泆生化之源,去其瘀塞停滯之物,使之精氣播宣,津液流暢,乃可扶衰起危,長生不老耳。

薑苓半夏湯

茯苓三錢　澤瀉三錢　甘草二錢　半夏三錢　橘皮三錢　生薑三錢

煎大半杯,温服。

百病之生,悉由土濕,是以多有痰證,而鼓脹、噎膈、虚勞、吐衄、嗽喘、驚悸之家更甚。原因土濕陽虚,氣滯津凝。法宜燥土瀉濕,利氣行鬱,小半夏加茯苓、橘皮,是定法也。

在上之痰,半成濕熱,在下之飲,純屬濕寒。上下殊方,温清異制,大要以温燥水土爲主。上熱者,加知母、石膏。下寒者,佐乾薑、附子。痰之陳宿纏綿,膠固難行者,加枳實開之。飲之停瘀藏府者,上在胸膈,用十棗湯瀉其氣分,下在臍腹,用猪苓湯瀉於水道。流溢經絡者,用五苓散瀉之汗孔。上脘之痰,可從吐出。中脘之痰,可從便下。若經絡之飲,非使之化氣成津,瀉於汗尿,别無去路也。一切痰飲,用瓜蒂散吐下之,功效最捷。續隨子仁驅逐痰飲,亦良物也。

---

〔1〕盛　滿也。《素問·脈要精微論》:“上盛則氣高,下盛則氣脹。”

咳 嗽 根 原

咳嗽者,肺胃之病也。胃土右轉,肺金順下,霧氣降灑,津液流通,是以無痰,呼吸安静,上下無阻,是以不嗽。胃土上逆,肺無降路,霧氣堙塞,故痰涎淫生,呼吸壅礙,則咳嗽發作。其多作於秋冬者,風寒外閉,裹氣愈鬱故也。

而胃之所以不降,全緣陽明之陽虚。太陰以己土而生濕,陽明從庚金而化燥,燥敵其濕,則胃降而脾升,濕奪其燥,則脾陷而胃逆。以燥爲陽而濕爲陰,陽性運而陰性滯,理自然也。

《素問·咳論》:其寒飲食入胃,從肺脈上至於肺則肺寒,肺寒則外内合邪,因而客之,則爲肺咳。是咳嗽之證,因於胃逆而肺寒,故仲景治咳,必用乾薑、細辛。

其燥熱爲嗽者,金燥而火炎也。手陽明以燥金主令,燥氣旺則手太陰化氣於庚金而不化氣於濕土,一當胃逆膽升,刑以相火,則壅嗽生焉。然上雖燥熱,而下則依舊濕寒也。蓋肺胃順降,則相火蟄藏而下温,肺胃逆升,則相火浮動而上熱,上熱則下寒,以其火升而不降也。緣足太陰之濕盛,則辛金從令而化濕,是生濕嗽,手陽明之燥盛,則戊土從令而化燥,是生燥咳。燥則上熱,濕則下寒,究之濕爲本而燥爲標,寒爲原而熱爲委。悟先聖咳嗽之義,自得之矣。

薑苓五味細辛湯

茯苓三錢　甘草二錢　乾薑三錢　半夏三錢　細辛三錢　五味一錢,研

煎大半杯,温服。

咳證緣土濕胃逆,肺金不降,氣滯痰生,竅隧阻礙,呼吸不得順布。稍感風寒,閉其皮毛,肺氣愈鬱,咳嗽必作。其肺家或有上熱,而非脾腎濕寒,不成此病。岐伯之論,仲景之法,不可易也。

其甚者,則爲齁喘,可加橘皮、杏仁,以利肺氣。若肺鬱生熱,加麥冬、石膏,清其心肺。若膽火刑金,加芍藥、貝母,以清膽肺。勞嗽吐血,加柏葉,以斂肺氣。若感冒風寒,嚏噴流涕,頭痛惡寒,

加生薑、蘇葉,以解表邪。

肺癰根原

肺癰者,濕熱之鬱蒸也。陽衰土濕,肺胃不降,氣滯痰生,胸膈瘀塞,濕鬱爲熱,淫泆熏蒸,濁瘀臭敗,腐而爲膿。始萌尚可救藥,膿成肺敗則死。此緣濕旺肺鬱,風閉皮毛,衛氣收斂,營鬱爲熱,熱邪内閉,蒸其痰涎,而化癰膿故也。

蓋風中於表,則腠理疏泄而汗出,熱蒸於裏,則經陽遏閉而惡寒。衛陽外斂,呼氣有出而不入,營陰内遏,吸氣有入而不出。營衛不交,風熱兼作,風邪外傷其皮毛。

皮毛者,肺之合也。濕土鬱滿,肺氣不降,而風襲皮毛,泄其衛氣,衛氣愈泄而愈斂,皮毛始開而終閉,肺氣壅塞,内外不得泄路,痞悶喘促,痰嗽彌增,口乾咽燥,而不作渴。少飲湯水,則津液沸騰,多吐濁沫。熱邪内傷其津血,津血與痰涎鬱蒸,腐化膿穢,吐如米粥。久而肺藏潰爛,是以死也。

病生肺部,而根原於胃逆,其胸膈之痛,則是膽木之邪。以胃土不降,肺膽俱無下行之路,膽以甲木而化相火,甲木剋戊土,則膈上作疼,相火刑辛金,則胸中生熱。是宜並治其標本也。

蘇葉橘甘桔湯

蘇葉三錢　甘草二錢　桔梗三錢　杏仁三錢　茯苓三錢　貝母三錢　橘皮三錢　生薑三錢

煎大半杯,温服。

胃逆胸滿重,加半夏。

肺癰胸膈濕熱,鬱蒸痰涎,而化癰膿。痰盛宜逐,膿成當瀉。膠痰堵塞,以甘遂、葶藶之屬驅之,膿血腐瘀,以丹皮、桃仁之類排之。劇者用仲景二白散,吐下膿穢,以救藏真,勝於養癰遺害者也。

二白散

桔梗三分　貝母三分　巴豆一分,去皮,炒,研如脂

爲末,飲服半錢匕。虚者,減之。

膿在膈上則吐,在膈下則泄。下多,飲冷水一杯,則止。

葶藶大棗瀉肺湯

葶藶炒黄,研,彈子大　大棗十二枚

水三杯,煮棗,取二杯,去棗,入葶藶,煮取一杯,頓服。

膿未成則痰下,膿已成則膿下。

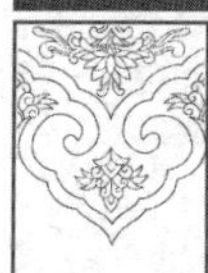

雜病解中

腹痛根原

腹痛者，土濕而木賊之也。乙木升於己土，甲木降於戊土，肝脾左旋，膽胃右轉，土氣迴運而木氣條達，故不痛也。水寒土濕，脾氣陷而胃氣逆，肝膽鬱遏，是以痛作。

蓋乙木上升，是爲枝葉，甲木下降，是爲根本。脾陷則乙木之枝葉不能上發，橫塞地下而剋己土，故痛在少腹，胃逆則甲木之根本不能下培，盤鬱地上而剋戊土，故痛在心胸。肝膽之經，旁循脇肋，左右並行，而三陽之病，則外歸於經，三陰之病，則内歸於藏。以陰盛於内而陽盛於外，故痛在藏府者，厥陰之邪，痛在脇肋者，少陽之邪也。至於中氣頹敗，木邪内侵，則不上不下，非左非右，而痛在當臍，更爲劇也。

此其中間，有木鬱而生風熱者。肝以風木主令，膽從相火化氣，下痛者，風多而熱少，上痛者，熱多而風少。而究其根原，總屬濕寒。

若有水穀停瘀，當以温藥下之，仲景大黄附子湯，最善之制也。若宿物留滯，而生鬱熱，則厚樸七物湯，是良法也。如其瘀血堙塞，氣道梗阻，而生痛者，則以破結行瘀之品利之，桂枝茯苓丸、下瘀血湯，酌其寒熱而選用焉。若無宿物，法宜培土疏木、温寒去濕之劑，大建中、附子粳米、烏頭石脂三方，實諸痛證之準繩也。

薑苓桂枝湯

桂枝三錢 芍藥三錢 甘草二錢 茯苓三錢 乾薑三錢

煎大半杯,温服。

治脾肝下陷,痛在少腹者。

柴胡桂枝鱉甲湯

柴胡三錢 鱉甲三錢,醋炙 甘草二錢 桂枝三錢 半夏三錢 芍藥三錢 茯苓三錢

煎大半杯,温服。

治胃膽上逆,痛在心胸者。

胃寒,加乾薑、川椒、附子。

凡心腹疼痛,率因水寒土濕,木氣鬱衝所致。心腹痛劇欲死,四肢冰冷,脣口指甲青白者,宜薑、椒、附、桂,驅寒邪而達木鬱,必重用苓、甘,瀉濕培土,而緩其迫急,其痛自止。肝以風木主令,膽從相火化氣,其閒木鬱風動,火鬱熱發,亦往往而有,而推其脾腎,無不濕寒之理。即有風熱兼作,用芍藥、柴、芩[1],以瀉肝膽,而脾腎之藥,必宜温燥,此定法也。

肝主藏血,風動血耗,乙木枯槁,生意不遂,鬱怒而賊脾土,則生疼痛。若血枯木燥,宜芍藥、阿膠、歸、地、首烏之類,以滋風木。木榮風退,即當減去,不可肆用,以敗土氣。

血鬱痛作,或内在藏府,或外在經絡。其證肌膚甲錯,兩目黯黑,多怒而善忘。以肝竅於目,主藏血而華色,血瘀不能外華,故皮膚粗澀而黑黯也。宜用丹皮、桃仁,破其瘀血。若癥結難開,加䗪蟲、蝱蟲之類行之。尋常血瘀,五靈脂、山羊血,功力亦良。

飲食停滯,土困木鬱,以致作痛,用仲景温下之法,大黄、薑、附,瀉其食水。劇者,少加巴霜一二釐,擴清陳宿,功效最捷。一切宿物壅阻,並宜此法。

---

〔1〕芩 原作"苓",形近之誤,據閩本、蜀本、集成本改。

腰痛根原

腰痛者,水寒而木鬱也。木生於水,水暖木榮,生發[1]而不鬱塞,所以不痛。腎居脊骨七節之中,正在腰間,水寒不能生木,木陷於水,結塞盤鬱,是以痛作。木者,水中之生意,水泉温暖,生意升騰,發於東方,是以木氣根荄下萌。正須温養,忽而水結冰澌,根本失榮,生氣抑遏,則病腰痛。

腰者,水之所在,腹者,土之所居,土濕而木氣不達,則痛在於腹,水寒而木氣不生,則痛在於腰。然腰雖水位,而木鬱作痛之原,則必兼土病。蓋土居水火之中,火旺則土燥,水旺則土濕,太陰脾土之濕,水氣之所移也。土燥則木達而陽升,土濕則木鬱而陽陷,癸水既寒,脾土必濕,濕旺木鬱,肝氣必陷,陷而不已,墜於重淵,故腰痛作也。

色過而腰痛者,精亡而氣泄也。精,陰也,而陰中之氣,是謂陽根,縱慾傷精,陽根敗泄,變温泉而爲寒冷之淵,化火井而成冰雪之窟,此木枯土敗之原,疼痛所由來也。緣陰陽生長之理,本自循環,木固生火,而火亦生木。少陰之火,升於九天之上者,木之子也,少陽之火,降於九地之下者,木之母也。其生於水者,實生於水中之火。水中之陽,四象之根也,《難經》所謂腎間動氣,生氣之原也。

桂枝薑附阿膠湯

茯苓三錢　桂枝三錢　甘草二錢　乾薑三錢　附子三錢　阿膠三錢,炒,研

煎大半杯,温服。

奔豚根原

奔豚者,腎家之積也。平人君火上升而相火下蟄,火分君相,其實同氣。君相皆蟄,則腎水不寒。火之下蟄,實賴土氣,胃氣右

[1] 生發　原作"發生",據閩本、集成本、下文"生意升騰,發於東方"改。

降,金水收藏,則二火沉潛而不飛揚。土敗胃逆,二火不降,寒水漸沍,陰氣凝聚,久而堅實牢鞕,結於少腹,是謂奔豚。《難經》:腎之積,曰奔豚是也。

水邪既聚,逢鬱則發,奔騰逆上,勢如驚豚,腹脇心胸諸病皆作。氣衝咽喉,七竅火發,危困欲死,不可支也。及其氣衰而還,諸證乃止。病勢之凶,無如此甚。

然積則水邪而發則木氣。其未發也,心下先悸,至其將發,則臍下悸作。以水寒木鬱,則生振摇,枝葉不寧,則悸在心下,根本不安,則悸在臍間。臍上悸生者,是風木根摇,故發奔豚。

仲景霍亂:若臍上築者,腎氣動也。腎氣者,風木摇撼之根,而論其發作,實是木邪。木邪一發,寒水上陵,木則剋土,而水則刑火。火土雙敗,正氣賊傷,此奔豚所以危劇也。

悸者,風木之鬱衝,驚者,相火之浮宕。火不勝水,五行之常,所恃者,子土温燥,制伏陰邪。培植陽根,蟄於坎府,根本不拔,則膽壯而神謐。土濕陽衰,不能降蟄相火,陽根泄露,飄越無依,寒水下凝,陰邪無制,巨寇在側,而身臨敗地,故動惕荒懸,迄無寧宇。凡驚悸一生,即爲奔豚欲發之兆,不可忽也。

茯苓桂枝甘草大棗湯

茯苓一兩　桂枝四錢　甘草二錢　大棗十五枚

甘瀾水四杯,先煎茯苓,減二杯,入諸藥,煎大半杯,温服,日三劑。

作甘瀾水法:大盆置水,以勺揚之千百遍,令水珠散亂,千顆相逐,乃取用之。

治汗後亡陽,臍下悸動,奔豚欲作者。

桂枝加桂湯

桂枝五錢　芍藥三錢　甘草二錢　生薑三錢　大棗四枚

煎大半杯,温服。

治奔豚方作,氣從少腹上衝心部者。

奔豚湯

甘草二錢　半夏四錢　芍藥二錢　當歸二錢　黄芩二錢　生

薑四錢　芎藭[1]三錢　生葛五錢　甘李根白皮三錢

煎大半杯,温服。

治奔豚盛作,氣上衝胸,頭疼腹痛,往來寒熱者。

奔豚之生,相火升泄,腎水下寒,不能生木。風木鬱衝,相火愈逆,故七竅皆熱。少陽經氣,被陰邪鬱迫,故有往來寒熱之證。芎、歸疏肝而滋風木,芩、芍瀉膽而清相火,奔豚既發,風熱上隆,法應先清其上。

龍珠膏

川椒五錢　附子五錢　烏頭五錢　巴豆三錢,研,去油　桂枝五錢　茯苓八錢　牡蠣五錢　鱉甲五錢

芝麻油、黄丹熬膏,加麝香、阿魏,研細,布攤,貼病塊。

奔豚已結,氣塊堅鞕,本屬寒積。但陰邪已盛,稍服附子温下,寒邪不伏,奔豚必發。以邪深藥微,非附子之過也。不治,則半年一載之間,必至殞命。此宜温燥脾胃,去其中焦濕寒。土燥陽回,力能制水,然後以此膏貼之。寒消塊化,悉從大便而出,滑白粘聯,狀如凝脂。濁瘀後泄,少腹鬆輭,重用附子暖水,然後乃受。

瘕疝根原

瘕疝者,腎肝之積也。木生於水,水之爲性,得陽和而冰泮,遭陰肅而凍合,冰泮則木榮,凍合則木枯。腎水凘寒,木氣菀遏,擁腫結鞕,根於少腹,而盤於陰丸,是謂寒疝。

水凝則結,而爲内寒,木鬱則發,而爲外熱。内寒盛則牢堅而不出,外熱作則奔突而不入,大小無常,動止莫測。病發則痛楚欲死,性命攸關,非細故也。

此腎肝之邪,而實原於任脈。《素問·骨空論》:任脈爲病,男子内結七疝,女子帶下瘕聚。任者,諸陰之純任,少陰厥陰之氣,總原於任脈。腎中陽秘,則冰消凍釋,任中無固結之邪,腎中陽泄,

---

〔1〕藭　原作"窮",據閩本、集成本改。

水寒木鬱,陰氣凝滯,乃成疝瘕帶下之疾。腎性蟄藏,肝性疏泄,水氣旺則結而爲疝瘕,木氣旺則流而爲帶下,無二理也。任爲陰而督爲陽,男則督旺,女則任旺,故男子之疝氣猶少而女子之瘕帶最多。

法宜温水木之寒,散腎肝之結。結寒温散,瘕疝自消。仲景大烏頭煎、烏頭桂枝二方,乃此病之良法也。

腎囊偏墜者,謂之㿗疝,是肝木之鬱陷,擁[1]腫鞕大,常出而不入者。其時時上下者,謂之狐疝,言如狐狸之出没無常也。

茱萸澤瀉烏頭桂枝湯

吴茱萸三錢,炮　澤瀉三錢　烏頭三錢,炮　桂枝三錢　芍藥三錢　甘草二錢　生薑三錢　大棗四枚

煎大半杯,温服。

仲景烏頭桂枝湯,用烏頭湯[2]一杯,桂枝湯半杯,合煎,取一杯,分五服。不知,再服。其知者,如醉狀。得吐爲中病。今加茱萸、澤瀉,去其寒濕,以絶疝瘕之根。

其擁腫偏墜者,用此藥湯熱洗之,或用藥末,盛袋[3]中熱熨之,日作數次,令其囊消而止。其狐疝之偏有大小,時時上下者,仲景用蜘蛛散,亦良。

蜘蛛散

蜘蛛十四枚,炒焦　桂枝五分

研末,取八分一匕,飲和,日再服。蜜丸亦可。

積聚根原

積聚者,氣血之凝瘀也。血積爲癥,氣積爲瘕。《金匱》:婦人宿有癥病,經斷未及三月,而得漏下不止,胎動在臍上者,此爲癥痼害,所以血不止者,其癥不去故也。緣瘀血癥聚,不在子宫,

---

〔1〕擁　猶壅也。《昌黎集·左遷至藍關示姪孫湘》詩:"雲横秦嶺家何在?雪擁藍關馬不前。"

〔2〕烏頭湯　諸本均同,指《金匱》大烏頭煎。

〔3〕袋　原作"帶",音同之誤,據集成本改。

三月胎長,與癥瘕相碍,故血阻而下,是癥病之爲血也。《傷寒》:陽明病,若中寒不能飲食,小便不利,手足濈然汗出,此欲作痼瘕,必大便初鞕後溏,所以然者,以胃中冷,水穀不别故也。緣寒氣凝結,水穀不消,則大便泄利,《難經》謂之大瘕泄,是瘕病之爲氣也。

癥瘕之病,多見寒熱,以氣血積聚,陽不外達,故内鬱[1]發熱,陰不内斂,故外束而惡寒。氣統於肺,血藏於肝,氣聚者,多下寒,血積者,多上熱。蓋離陰右降,而化金水,及其成水,而又抱陽氣,故下焦不寒,氣聚則金水失其收藏,陽不下蟄,是以寒生。坎陽左升,而化木火,及其成火,而又含陰精,故上焦不熱,血積則木火失其生長,陰不上根,是以熱作。

血性温暖而左升,至右降於金水,則化而爲清涼,血之左積者,木之不温也,血之右積者,金之不涼也。氣性清涼而右降,至左升於木火,則化爲温暖,氣之右聚者,金之不清也,氣之左聚者,木之不暖也。而溯其原本,總原於土,己土不升,則木陷而血積,戊土不降,則金逆而氣聚。中氣健運而金木旋轉,積聚不生,癥瘕弗病也。

化堅丸

甘草二兩　丹皮三兩　橘皮三兩　桃仁三兩　杏仁三兩　桂枝三兩

煉蜜、陳醋丸,酸棗大,米飲下三五丸,日二次。

若癥瘕結鞕難消,須用破堅化癖之品。内寒加巴豆、川椒,内熱加芒硝、大黄。

積聚之病,不過氣血,左積者,血多而氣少,加鱉甲、牡蠣,右聚者,氣多而血少,加枳實、厚樸。總之,氣不得血則不行,血不得氣則不運,氣聚者,血無有不積,血積者,氣無有不聚,但有微甚之分耳。其内在藏府者,可以丸愈,外在經絡者,以膏藥消之。

---

〔1〕内鬱　諸本均同,據下文"外束而惡寒"。疑其下脱"而"字。

化堅膏

歸尾四錢 鱉甲八錢 巴豆四錢,研 黄連四錢 三稜四錢 莪术四錢 山甲一兩二錢 筋餘一錢

以上八味,用芝麻油一斤、淨丹八兩,熬膏。

硼砂四兩 硇砂四錢 阿魏六錢,炒,研 麝香二錢 人參四錢 三七四錢 山羊血四錢 肉桂四錢

以上八味,研細,入膏,火化,攪匀。稍冷,傾入水盆,浸二三日,罐收,狗皮攤。皮硝水熱洗皮膚,令透,拭乾。生薑切搽數十次,貼膏。一切癖塊積聚,輕者一貼,重者兩貼,全消。漸貼漸小,膏漸離皮,未消之處,則膏粘不脱。

忌一切發病諸物,惟猪、犬、鴨、鳧[1]、有鱗河魚、菘、韭、米、麵不忌。其餘海味、雞、羊、黄瓜,凡有宿根之物,皆忌。若無鱗魚、天鵝肉、母猪、蕎麥、馬齒莧,則忌之終身。犯之,病根立發。若癖塊重發,則不可救矣。

蚘蟲根原

蚘蟲者,厥陰肝木之病也。木鬱則蠹生,肝鬱則蟲化。木以水爲母而火爲子,乙木升於己土,胎於癸水而生君火,水升而化清陽,是以火不上熱,甲木降於戊土,胎於壬水而生相火,火降而化濁陰,是以水不下寒。肝升而膽降,火清而水暖,木氣温暢,故蠹蚘不生,以其土運而木榮也。

土濕脾陷,不能榮達肝木,子母分離,寒熱不交。木以水火中氣,堙於濕土,不得上下調濟,由是寒熱相逼,温氣中鬱,生意盤塞,腐蠹朽爛而蚘蟲生焉。

凡物濕而得温,覆蓋不發,則鬱蒸而蟲化,或熱或寒,不能生也。故蟲不生於寒冰熱火之中,而獨生於濕木者,以木得五行之温氣也。温氣中鬱,下寒上熱,故仲景烏梅丸方,連、檗與薑、附並用,所以清子氣之上熱,温母氣之下寒也。不去中下之濕寒,而但事殺

---

〔1〕鳧 原作“凫”,據集成本改。

蚘,土敗木枯,則蚘愈殺而生愈繁。此當温燥水土,以暢肝木,則蚘蟲掃迹而去矣。醫書殺蟲之方,百試不效者也。

烏苓丸

烏梅百枚,米蒸,搗膏　人參二兩　桂枝二兩　乾薑二兩　附子二兩　川椒二兩,去目,炒　當歸二兩　茯苓三兩

煉蜜同烏梅膏丸,梧子大,每服三十丸,日二次。

若蟲積繁盛者,加大黄二兩、巴霜二錢,下盡爲佳。

蚘蟲生化,原於土濕木鬱,法以燥土疏木爲主。線白蟲證,是肝木陷於大腸,木鬱不達,是以肛門作癢。蟲生大腸之位,從庚金化形,故其色白。而木陷之根,總由土濕,當於燥土疏木之中,重用杏仁、橘皮,以瀉大腸滯氣,佐以升麻,升提手陽明經之墜陷也。

便堅根原

便堅者,手足陽明之病也。手陽明以燥金主令,足陽明從燥金化氣,故手足陽明,其氣皆燥。然手陽明,燥金也,戊土從令而化燥,足太陰,濕土也,辛金從令而化濕。土濕者,能化戊土而爲濕,不能變庚金之燥,金燥者,能化辛金而爲燥,不能變己土之濕,以從令者易化,而主令者難變也。故傷寒陽明之便結,腸胃之燥者也,反胃噎膈之便結,胃濕而腸燥者也,傷寒陽明之便結,腸胃之熱燥者也,反胃噎膈之便結,胃之寒濕,而腸之寒燥者也。

以陽主開,陰主闔,陽盛則隧竅開通而便堅,陰盛則關門閉澀而便結。凡糞若羊矢者,皆陰盛而腸結,非關火旺也。蓋腎司二便,而傳送之職,則在庚金,疏泄之權,則在乙木。陰盛土濕,乙木鬱陷,傳送之竅既塞,疏泄之令不行。大腸以燥金之府,閉澀不開,是以糟粕零下而不黏聯,道路梗阻而不滑利。積日延久,約而爲丸。其色黑而不黄者,水氣旺而土氣衰也。此證仲景謂之脾約,脾約者,陽衰濕盛,脾氣鬱結,不能腐化水穀,使渣滓順下於大腸也。誤用清潤之劑,脾陽愈敗,則禍變生矣。

阿膠麻仁湯

生地三錢　當歸三錢　阿膠三錢,研　麻仁三錢,研

煎一杯,去渣,入阿膠,火化,温服。

治陽盛土燥,大便堅鞕者。

結甚,加白蜜半杯。胃熱,加芒硝、大黄。精液枯槁,加天冬、龜膠。

肉蓯蓉湯

肉蓯蓉三錢　麻仁三錢　茯苓三錢　半夏三錢　甘草二錢　桂枝三錢

煎一杯,温服。

治陽衰土濕,糞如羊矢者。

凡内傷雜病,糞若羊矢,結澀難下,甚或半月一行,雖係肝與大腸之燥而根緣土濕。以脾不消磨,穀精堙鬱而化痰涎,肝腸失滋,鬱陷而生風燥故也。法宜肉蓯蓉滋肝潤腸,以滑大便。一切硝、黄、歸、地、阿膠、龜板、天冬之類,寒胃滑腸,切不可用。

泄利根原

泄利者,肝脾之陷下也。穀入於胃,脾陽升磨,精華歸於五藏而化氣血,糟粕傳於大腸而爲大便。水入於胃,脾陽消剋,化爲霧氣,上歸於肺,肺氣降灑,化而爲水,注於膀胱,而爲小便。水入膀胱而不入大腸,而後糟粕之後傳者,不至於滑泄。水之消化,較難於穀,陽衰土濕,脾陽陷敗,不能蒸水化氣,則水穀混合,下趨二腸,而爲泄利。

穀貯於大腸,水滲於膀胱,而其疏泄之權,則在於肝。今水入二腸而不入膀胱,則乙木疏泄之令不行於膀胱而行於大腸,是以泄而不藏也。蓋木生於水而長於土,水寒則生氣不旺,而濕土鬱陷,又復遏其發育之機,生長之意不遂,怒而生風,愈欲疏泄。膀胱空虚,既無可泄之物,大腸盈滿,水穀停積,故乙木後泄而爲下利。緣木氣抑遏,鬱極而發,爲濕土所限,不能上達,勢必下行,行則水穀摧注而下故也。其發之過激,衝突藏府,則生疼痛。奔衝抵

觸,而不得上達,盤鬱結塞,則生脹滿。其一切諸證,皆緣土敗而木賊也。

苓蔻人參湯

人參二錢　甘草二錢　白术三錢　乾薑三錢　茯苓三錢　肉蔻一錢,煨,研　桂枝三錢

煎大半杯,温服。

大便寒滑不收,小便熱澀不利,加石脂以固大腸,粳米以通水道。

泄利緣腸胃寒滑,法以仲景理中爲主,而加茯苓燥土,肉蔻斂腸,桂枝疏木,泄利自止。若滑泄不禁,則用桃花湯,乾薑温其濕寒,石脂固其滑脱,粳米益其中氣而通水道,無有不愈也。

泄利之原,率因脾腎寒濕,法宜温燥。閒有木鬱而生風熱者,投以温燥,泄利愈加。然乙木雖爲風熱,而己土則是濕寒,宜清潤其肝而温燥其脾。仲景烏梅丸方,連、檗與椒、薑、桂、附並用,治蚘厥而兼久利,最善之方也。

《傷寒》:太陽與少陽合病,自下利者,與黄芩湯。若嘔者,與黄芩半夏生薑湯。以少陽甲木從相火化氣,其經本隨陽明下降,甲木不降,上逆而剋戊土,戊土壅遏,水穀盛滿莫容,於是吐利皆作。膽胃鬱迫,相火升炎而生燥熱。此黄芩湯證也。《傷寒》:厥陰之爲病,消渴,氣上衝心,心中疼熱,飢而不欲食,食則吐蚘,下之利不止。緣厥陰之經,木鬱風動,津液耗損,故見消渴。風木鬱衝,故心中疼熱。下泄脾陽,乙木愈鬱,己土被賊,故下利不止。此烏梅丸證也。少陽之利,但有上熱,故第[1]用芩、芍以清膽火,厥陰之利,兼有下寒,故以連、檗清上而並以薑、附温下。此雖傷寒之病,而亦雜證所時有,凡泄利之不受温燥者,皆此證也。雜證濕寒者多,燥熱者少,千百之中,偶爾見之,不得與傷寒少陽之利同法治也。

泄利之家,肝脾下陷,則肺胃必上逆。胃逆不能降攝甲木,肺

---

〔1〕第　但也。《史記·陳丞相世家》:"陛下第出僞遊雲夢,會諸侯於陳。"

逆不能收斂相火，相火上炎，多生上熱。久泄不已，相火鬱升，往往喉舌生瘡。瘡愈則利作，利止則瘡發。口瘡者，膽胃之逆甚，下利者，肝脾之陷劇也，迭爲盛衰，累年不愈。是宜温燥水土，驅其濕寒，下利既瘳，口瘡亦平。庸工見其口瘡而清上熱，則脾陽益泄，利愈加而瘡愈增矣。

痢疾根原

痢疾者，庚金乙木之鬱陷也。金主氣而木主血，金生於土，木生於水，水温土燥，則金融〔1〕而氣調，木榮而血暢，水寒土濕，不能升庚金而達乙木，則金木俱陷。

魄門者，腎之所司而陽明燥金之府也。金性斂而木性泄，其出而不至於遺矢者，庚金斂之也，其藏而不至於閉結者，乙木泄之〔2〕也。濕土與金木俱陷，則金愈鬱而愈欲斂，木愈鬱而愈欲泄。金愈欲斂，故氣滯而不通，木愈欲泄，故血脱而不藏。

木氣疏泄，而金强斂之，隧路梗阻，傳送艱難，是以便數而不利。金氣凝澀，而木强泄之，滯氣纏綿，逼迫而下，血液脂膏，剥蝕摧傷，是以腸胃痛切，膿血不止。其滑白而晶瑩者，金色之下泄，其後重而腥穢者，金氣之脱陷也。久而膏血傷殘，藏府潰敗，則絶命而死矣。

此其病濕寒爲本，而濕熱爲標。病在少陰，則始終皆寒，病在厥陰，則中變爲熱，故仲景於少陰膿血，用桃花湯，於厥陰下重，用白頭翁湯。緣水病則生寒，木病則生熱，而寒熱之原，總歸於太陰之濕。蓋土濕而水侮之，則鬱而爲濕寒，土濕而木剋之，則鬱而爲濕熱之故也。

桂枝蓯蓉湯

甘草二錢　桂枝三錢　芍藥三錢　丹皮三錢　茯苓三錢　澤瀉三錢　橘皮三錢　肉蓯蓉三錢

煎大半杯，温服。

---

〔1〕融　和順也。《左傳》隱元年："其樂也融融。"
〔2〕泄之　原作"之泄"，據閩本、蜀本、集成本、上文"斂之"乙轉。

濕寒加乾薑，濕熱加黄芩，後重加升麻。

痢家肝脾濕陷，脂血鬱腐，法當燥濕疏木，而以蓯蓉滋肝滑腸，盡行腐瘀爲善。若結澀難下，須用重劑蓯蓉，蕩〔1〕滌陳宿，使滯開痢止，然後調其肝脾。其脾腎寒濕，則用桃花湯温燥己土。其木鬱生熱，則用白頭翁涼瀉肝脾，濕熱自當應藥而瘳也。

淋瀝根原

淋瀝者，乙木之陷於壬水也。膀胱爲太陽寒水之府，少陽相火隨太陽而下行，絡膀胱而約下焦，實則閉癃，虚則遺溺。相火在下，逢水則藏，遇木則泄，癸水藏之，故泄而不至於遺溺，乙木泄之，故藏而不至於閉癃，此水道所以調也。

水之能藏，賴戊土之降，降則氣聚也，木之能泄，賴己土之升，升則氣達也。胃逆而水不能藏，是以遺溺，脾陷而木不能泄，是以閉癃。淋者，藏不能藏，既病遺溺，泄不能泄，又苦閉癃。

水欲藏而木泄之，故頻數而不收，木欲泄而水藏之，故梗澀而不利。木欲泄而不能泄，則溲溺不通，水欲藏而不能藏，則精血不秘。緣木不能泄，生氣幽鬱而爲熱，溲溺所以結澀，水不能藏，陽根泄露而生寒，精血所以流溢。

而其寒熱之機，悉由於太陰之濕。濕則土陷而木遏，疏泄不行，淋痢皆作。淋痢一理，悉由木陷，乙木後鬱於穀道則爲痢，前鬱於水府則爲淋。其法總宜燥土疏木，土燥而木達，則疏泄之令暢矣。

桂枝苓澤湯

茯苓三錢　澤瀉三錢　甘草三錢，生　桂枝三錢　芍藥三錢

煎大半杯，熱服。

肝燥發渴，加阿膠。

脾爲濕土，凡病則濕，肝爲風木，凡病則燥，淋家土濕脾陷，抑遏乙木發生之氣，疏泄不暢，故病淋澀。木鬱風動，津液耗損，必生

---

〔1〕蕩　原作“湯”，形近之誤，據閩本改。

消渴。其脾土全是濕邪,而其肝木則屬風燥。血藏於肝,風動則血消,此木燥之原也。苓、澤、甘草,培土而瀉濕,桂枝、芍藥,疏木而清風,此是定法。土愈濕則木愈燥,若風木枯燥之至,芍藥不能清潤,必用阿膠。仲景猪苓湯善利小便,茯苓、猪苓、澤瀉、滑石,利水而瀉濕,阿膠清風而潤燥也。

水性蟄藏,木性疏泄。乙木生於癸水,相火封藏,癸水温暖,温氣左升,則化乙木。生氣暢茂,乙木發達,疏泄之令既遂,則水道清通而相火必秘。土陷木遏,疏泄不遂,而愈欲疏泄,則相火泄露而膀胱熱澀。膀胱之熱澀者,風木相火之雙陷於膀胱也。足少陽甲木化氣於相火,與手少陽三焦並温水藏,手少陽之相火泄則下陷於膀胱而病淋,足少陽之相火泄則上逆於胸膈而病消,其原總由於乙木之鬱也。膀胱熱澀之極者,加梔子、黄檗,以清三焦之陷,則水府清矣。

乙木之温,生化君火,木鬱陽陷,温氣抑遏,合之膀胱淪陷之相火,故生下熱。然熱在肝與膀胱,而脾則是濕,腎則是寒。寒水侮土,移於脾宫,則脾不但濕,而亦且病寒。其肝與膀胱之熱,不得不清,而脾土濕寒,則宜温燥,是宜並用乾薑,以温己土。若過清肝熱,而敗脾陽,則木火增其陷泄,膀胱熱澀,永無止期矣。惟温腎之藥,不宜早用,恐助膀胱之熱。若膀胱熱退,則宜附子暖水,以補肝木發生之根也。

腎主藏精,肝主藏血,木欲疏泄,而水莫蟄藏,則精血皆下。其精液流溢,宜薯蕷、山茱以斂之。其血塊注泄,宜丹皮、桃仁以行之。淋家或下沙石,或下白物。砂石者,膀胱熱癃,溲溺煎熬所結。水曰潤下,潤下作鹹,溲溺之鹹者,水之潤下而成也。百川下流,則歸於海,海水熬鍊,則結鹽塊,膀胱即人身之海,沙石即海水之鹽也。白物者,脾肺濕淫所化。濕旺津凝,則生痰涎,在脾則剋其所勝,在肺則傳其所生,皆入膀胱。膀胱濕盛,而下無泄竅,濕氣淫泆,化爲帶濁。白物黏聯,成塊而下,即帶濁之凝聚者也。與脾肺生痰,其理相同,淋家下見白物,上必多痰。瀉濕宜重用苓、澤,若其痰多,用仲景小半夏加茯苓、橘皮以瀉之。

女子帶濁崩漏,與男子白濁血淋同理,皆濕旺木鬱之證。内傷百病,大率由於土濕,往往兼病淋澀,而鼓脹、噎膈、消渴、黄疸之家更甚。是緣陽虚土敗,金木雙鬱。燥土温中,輔以清金疏木之品,淋澀自開。庸工見其下熱,乃以大黄,益敗脾陽,謬妄極矣!淋家下熱之至,但有梔子、黄檗證,無有大黄、芒硝證,其熱不在脾胃也。

一切帶濁、崩漏、鼓脹、黄疸,凡是小便淋澀,悉宜熏法。用土茯苓、茵陳蒿、梔子、澤瀉、桂枝,研末布包,熱熨小腹,外以手爐烘之。熱氣透徹,小便即行,最妙之法。

雜病解下

中風根原

中風者，土濕陽衰，四支失秉而外感風邪者也。四支，諸陽之本，營衛之所起止，而追其根原，實秉氣於脾胃。脾土左旋，水升而化血，胃土右轉，火降而化氣。血藏於肝，氣統於肺，而行於經絡，則曰營衛。四支之輕健而柔和者，營衛之滋榮，而即脾胃之灌注也。

陽虧土濕，中氣不能四達，四支經絡，凝澀不運，衛氣阻梗，則生麻木。麻木者，肺氣之鬱，肺主皮毛，衛氣鬱遏，不能煦濡皮毛，故皮膚枯槁而頑廢也。諸筋者，司於肝而會於節，土濕木鬱，風動血耗，筋脈結澀，故支節枯鞕。一日[1]七情鬱傷，八風感襲，閉其皮毛而鬱其經藏，經絡之燥盛，則筋脈急攣，支節拳縮，屈而不伸，痹而不仁也，藏府之濕盛，則化生敗濁，堵塞清道，神迷言拙，頑昧不靈也。人身之氣，愈鬱則愈盛，皮毛被感，孔竅不開，鬱其筋節之燥，故成癱瘓，鬱其心肺之濕，故作癡瘖。

藏府者，支節之根本，支節者，藏府之枝葉，根本[2]既拔，枝葉必瘁，非盡關風邪之爲害也。風者，百病之長，變無常態，實以病家本氣之不一，因人而變，而風

〔1〕一日　猶一旦也。《戰國策·秦策》："王之春秋高，一日山陵崩，太子用事，君危於累卵。"

〔2〕根本　原作"本根"，據閩本、蜀本、集成本乙轉。

未嘗變。風無刻而不揚,人有時而病作,風同而人異也。此與外感風傷衛氣之風,原無懸殊,粗工不解,謬分西北東南,真假是非之名,以誤千古,良可傷也。

桂枝烏苓湯

桂枝二錢　芍藥三錢　甘草二錢　首烏三錢　茯苓三錢　砂仁一錢

煎大半杯,温服。

治左半偏枯者。

中下寒,加乾薑、附子。

黄耆薑苓湯

黄耆三錢　人參三錢　甘草二錢　茯苓三錢　半夏三錢　生薑三錢

煎大半杯,温服。

治右半偏枯者。

中下寒,加乾薑、附子。病重者,黄耆、生薑可用一二兩。

中風之證,因於土濕,土濕之故,原於水寒。寒水侮土,土敗不能行氣於四支,一當七情内傷,八風外襲,則病中風。

肝藏血而左升,肺藏氣而右降,氣分偏虚,則病於右,血分偏虚,則病於左,隨其所虚而病枯槁,故曰偏枯。左半偏枯,應病在足大指,足厥陰肝經行於足大指也。若手大指亦病拳曲,則是血中之氣滯也。右半偏枯,應病在手大指,手太陰肺經行於手大指也。若足大指亦病拳曲,則是氣中之血枯也。究之左右偏枯,足大指無不病者,以足太陰脾行足大指,太陰脾土之濕,乃左右偏枯之原也。

土濕則腎水必寒,其中亦有濕鬱而生熱者。然熱在上而不在下,熱在肝膽而不在脾腎。而肝膽之燥熱,究不及脾腎寒濕者之多,總宜温燥水土,以達肝木之鬱。風襲於表,鬱其肝木,木鬱風生,耗傷津血,故病攣縮。木達風息,血復筋柔,則攣縮自伸。其血枯筋燥,未嘗不宜阿膠、首烏之類,要當適可而止,過用則滋濕而敗脾陽,不可不慎。

風家支節攣縮,莫妙於熨法。右半偏枯,用黄耆、茯苓、生薑、附子,左半偏枯,用首烏、茯苓、桂枝、附子,研末布包,熱熨病處關節。藥氣透徹,則寒濕消散,筋脈和柔,拳曲自鬆。藥用布巾縛住,外以火爐温之。三四次後,氣味稍減,另易新者。久而經絡温暢,發出臭汗一身,氣息非常,膠黏如飴,則支體活輭,屈伸如意矣。

其神迷不清者,胃土之逆也,其舌强不語者,脾土之陷也。以胃土上逆,濁氣鬱蒸,化生痰涎,心竅迷塞,故昏憒不知人事,脾土下陷,筋脈緊急,牽引舌本,短縮不舒,故蹇澀不能言語。此總由濕氣之盛也。仲景《金匱》:邪入於府,即不識人,邪入於藏,舌即難言者,風邪外襲,鬱其藏府之氣,非風邪之内入於藏府也。一切羌、獨、艽、防驅風之法,皆庸工之妄作,切不可服！惟經藏病輕,但是鼻口偏邪,可以解表。用茯苓、桂枝、甘草、生薑、浮萍,略取微汗,偏斜即止。

其大便結燥,緣於風動血耗,而風動之由,則因土濕而木鬱。法宜阿膠、蓯蓉,清風潤燥,以滑大腸。結甚者,重用蓯蓉,滋其枯槁。龜板、地黄、天冬之類,滋濕伐陽,慎不可用,中氣一敗,則大事去矣。庸工至用大黄,可恨之極!

其痰涎膠塞,迷惑不清者,用葶藶散下之,痰去則神清。

葶藶散

葶藶三錢　白芥子三錢　甘遂一錢

研細,每服五分。

宿痰即從便下。

歷節根原

歷節者,風寒濕之邪,傷於筋骨者也。膝踝乃衆水之谿壑,諸筋之節奏,寒則凝沍於谿谷之中,濕則淫泆於關節之内,故歷節病焉。

足之三陰,起於足下,内循踝膝,而上胸中。而少厥水木之升,隨乎太陰之土,土濕而不升,則水木俱陷,於是癸水之寒生,乙木之風起。肉主於脾,骨屬於腎,筋司於肝,濕淫則肉傷,寒淫則骨傷,風淫則筋傷。筋骨疼痛而肌肉臃腫者,風寒濕之邪,合傷於足三陰之經也。

其病成則内因於主氣,其病作則外因於客邪。汗孔開張,臨風入水,水濕内傳,風寒外閉,經熱鬱發,腫痛如折。雖原於客邪之侵陵〔1〕,實由於主氣之感召,久而壅腫拳屈,跛蹇疲癃〔2〕。此亦中風之類也,而傷偏在足。蓋以清邪居上,濁邪居下,寒濕,地下之濁邪,同氣相感,故傷在膝踝。諸如膝風、脚氣,色目非一,而究其根原,正自相同。

凡腿上諸病,雖或木鬱而生下熱,然熱在經絡,不在骨髓,其骨髓之中,則是濕寒,必無濕熱之理。《金匱》義精而法良,當思味而會其神妙也。

桂枝芍藥知母湯

桂枝四錢　芍藥三錢　甘草二錢　白术二錢　附子二錢　知母四錢　防風四錢　麻黄二錢　生薑五錢

煎大半杯〔3〕,温服。

歷節風證,支節疼痛,足腫頭眩,短氣欲吐,身羸發熱,黄汗沾衣,色如櫱汁。此緣飲酒汗出,當風取凉,酒氣在經,爲風所閉,濕邪淫泆,傷於筋骨。濕旺土鬱,汗從土化,是以色黄。其經絡之中,則是濕熱,其骨髓之内,則是濕寒。法宜术、甘培土,麻、桂通經,知母、芍藥,瀉熱而清風,防風、附子,去濕而温寒。濕寒内消,濕熱外除,腫痛自平。若其病劇,不能捷效,加黄耆以行經絡,烏頭以驅濕寒,無有不愈。一切膝風、脚氣諸證,不外此法。

烏頭用法:炮,去皮臍,切片,焙乾,蜜煎,取汁,入藥湯服。

痓病根原

痓病者,汗亡津血而感風寒也。太陽之脈,自頭下項,行身之背,發汗太多,傷其津血,筋脈失滋,復感風寒,筋脈攣縮,故頸項强

〔1〕陵　犯也。《禮記·儒行》:"不相侵陵。"
〔2〕疲癃　殘疾也。《張子全書·西銘》:"凡天下疲癃殘疾,惸獨鰥寡,皆吾兄弟之顛連而無告者也。"
〔3〕煎大半杯　原上衍"水"字,據閩本、蜀本、本書前後文例删。

急,頭摇口噤,脊背反折也。《素問·診要經終論》:太陽之脈,其終也,戴眼,反折,瘈瘲,即痓病之謂。以背膂之筋,枯鞕而緊急故也。

太陽以寒水主令,而實化於丙火。蓋陰陽之理,彼此互根,清陽左旋,則癸水上升而化君火,濁陰右轉,則丙火下降而化寒水。汗亡津血,陰虚燥動,則丙火不化寒水而生上熱,是以身首發熱而面目皆赤也。寒水絶其上源,故小便不利。背者,胸之府,肺位於胸,壬水生化之源也。肺氣清降,氤氲和洽,蒸爲雨露,自太陽之經注於膀胱,則胸膈清空而不滯。太陽不降,肺藏壅鬱,故濁氣上衝於胸膈也。太陽之經,兼統營衛,風寒傷人,營衛攸分,其發熱汗出,不惡寒者,名曰柔痓,風傷衛也,其發熱無汗,反惡寒者,名曰剛痓,寒傷營也。

病得於亡汗失血之後,固屬風燥,而汗血外亡,温氣脱泄,實是陽虚,滋潤清涼之藥,未可肆用也。

栝蔞桂枝湯

栝蔞根四錢 桂枝三錢 芍藥三錢 甘草二錢 生薑三錢 大棗四枚〔1〕

煎大半杯,熱服,覆衣,飲熱稀粥,取微汗。

治風傷衛氣,發熱汗出者。

葛根湯

葛根四錢 麻黄三錢,先煎,去沫 桂枝二錢 芍藥二錢 甘草二錢 生薑三錢 大棗四枚

煎大半杯,熱服,覆衣,取微汗。

治寒傷營血,發熱無汗者。

痓病是太陽證,亦有在陽明經者。若胸滿口噤,卧不著席,脚攣齒齘〔2〕者,胃土燥熱,筋脈枯焦之故。宜重用清涼滋潤之味,不可拘太陽經法。甚者,宜大承氣湯,瀉其胃熱乃愈。

---

〔1〕枚 原作"錢",據閩本、前後文例改。

〔2〕齘 原作"介",諸本均同,據《金匱要略·痓濕暍病脈證治》、《金匱懸解·痓濕暍》改。

濕病根原

濕病者,太陰濕旺而感風寒也。太陰以濕土主令,肺以辛金而化濕,陽明以燥金主令,胃以戊土而化燥,燥濕相敵,是以不病。人之衰也,濕氣漸長而燥氣漸消,及其病也,濕盛者不止十九,燥盛者未能十一。陰易盛而陽易衰,陽盛則壯,陰盛則病,理固然也。

膀胱者,津液之府,氣化則能出,肺氣化水,滲於膀胱,故小便清長。土濕則肺氣堙鬱,不能化水,膀胱閉癃,濕氣浸淫,因而彌漫於周身。濕爲陰邪,其性親下,雖周遍一身,無處不到,究竟膝踝關節之地,承受爲多。一遇風寒感冒,閉其皮毛,通身經絡之氣,壅滯不行,則疼痛熱煩而皮膚熏黄。濕陵上焦,則痛在頭目,濕淫下部,則痛在膝踝,濕侵肝腎,則痛在腰腹,濕遍一身,上下表裏,無地不疼,而關竅骨節,更爲劇焉。

其火盛者,鬱蒸而爲濕熱,其水盛者,淫泆而爲濕寒,而總之悉本於陽虚。法當内通其膀胱,外開其汗孔,使之表裏雙瀉也。

茵陳五苓散

白术　桂枝　茯苓　猪苓　澤瀉

等分,爲散,每用五錢,調茵陳蒿末一兩,和匀,空腹米飲調服一湯匙,日三服。多飲熱湯,取汗。

濕家日晡煩疼,以土旺午後申前,時臨未支,濕邪旺盛也。若發熱惡寒,是表邪閉固,加紫蘇、青萍,以發其汗。

元滑苓甘散

元明粉　滑石　茯苓　甘草

等分,爲末,大麥粥汁和服一湯匙,日三服。濕從大小便去,尿黄糞黑,是其候也。

濕旺脾鬱,肺壅而生上熱,小便黄澀,法宜清金利水,以瀉濕熱〔1〕。若濕邪在腹,肺氣壅滯,以致頭痛鼻塞,聲音重濁,神氣鬱

〔1〕濕熱　原作"熱濕",據蜀本、集成本乙轉。

煩,當於發汗利水之中,加橘皮、杏仁,以瀉肺氣。

苓甘梔子茵陳湯

茵陳蒿三錢　梔子二錢　甘草二錢,生　茯苓三錢

煎大半杯,熱服。

治小便黄澀,少腹滿脹者。服此小便當利,尿如皂角汁狀,其色正赤。一宿腹減,濕從小便去矣。

濕家腹滿尿澀,是木鬱而生下熱,法當利水瀉濕,而加梔子,以清膀胱。若濕熱在脾,當加大黄、芒硝。如濕熱但在肝家,而脾腎寒濕,當加乾薑、附子。若膀胱無熱,但用猪苓湯,利其小便可也。

黄疸根原

黄疸者,土濕而感風邪也。太陰濕土主令,以陽明戊土之燥,亦化而爲太陰之濕。設使皮毛通暢,濕氣淫蒸,猶得外泄。一感風邪,衛氣閉闔,濕淫不得外達,脾土堙鬱,遏其肝木。肝脾雙陷,水穀不消,穀氣瘀濁,化而爲熱。瘀熱前行,下流膀胱,小便閉澀,水道不利。膀胱瘀熱,下無泄路,熏蒸淫泆,傳於周身,於是黄疸成焉。

其病起於濕土而成於風木,以黄爲土色,而色司於木,木邪傳於濕土,則見黄色也。或傷於飲食,或傷於酒色,病因不同,總由於陽衰而土濕。濕在上者,陽鬱而爲濕熱。濕在下者,陰鬱而爲濕寒。乙木下陷而陽遏陰分,亦化爲濕熱。甲木上逆而陰旺陽分,亦化爲濕寒。視其本〔1〕氣之衰旺,無一定也。

其遊溢於經絡,則散之於汗孔。其停瘀於膀胱,則泄之於水道。近在胸膈,則湧吐其腐敗。遠在腸胃,則推蕩其陳宿。酌其温涼寒熱,四路滌清,則證有變狀而邪無遁所,凡諸疸病,莫不應手消除也。

---

〔1〕本　原作"木",據閩本、蜀本、集成本改。

穀疸

穀入於胃,脾陽消磨,蒸其精液,化爲肺氣。肺氣宣揚,外發皮毛而爲汗,内滲膀胱而爲溺。汗溺輸泄,土不傷濕,而木氣發達,則疸病不作。陽衰土濕,水穀消遲,穀精堙鬱,不能化氣,陳腐壅遏,阻滯脾土,木氣遏陷,土木鬱蒸,則病黄疸。

中氣不運,升降失職,脾陷則大便滑溏,胃逆則上脘痞悶。濁氣熏騰,惡心欲吐,惡聞穀氣。食則中氣愈鬱,頭眩心煩。此當擴清其菀陳,除舊而布新也。

酒疸

酒醴之性,濕熱之媒,其濡潤之質,入於藏府,則生下濕,辛烈之氣,騰於經絡,則生上熱。汗溺流通,濕氣下泄而熱氣上達,可以不病。汗溺閉塞,濕熱遏瘀,乃成疸病。

其性嗜熱飲者,則濡潤之下傷差少,而辛烈之上傷頗重。其性嗜冷飲者,則辛烈之上傷有限,而濕寒之下傷爲多。至於醉後發渴,涼飲茶湯,寒濕傷脾者,不可勝數,未可以濕熱概論也。

色疸

腎主蟄藏,相火之下秘而不泄者,腎藏之也。精去則火泄而水寒,寒水泛濫,浸淫脾土,脾陽頹敗,則濕動而寒生。故好色之家,久而火泄水寒,土濕陽虧,多病虚勞,必然之理也。水土寒濕,不能生長木氣,乙木遏陷,則生下熱。土木合邪,傳於膀胱,此疸病所由生也。

其濕熱在於肝膽,濕寒在於脾腎。人知其陰精之失亡而不知其相火之敗泄,重以滋陰助濕之品,敗其脾腎微陽,是以十病九死,不可活也。

甘草茵陳湯

茵陳三錢　梔子三錢　大黄三錢　甘草三錢,生

煎大半杯,熱服。

治穀疸腹滿尿澀者。

服後小便當利,尿如皂角汁狀,其色正赤。一宿腹減,黄從小便去也。

茵陳五苓散

白术　桂枝　猪苓　茯苓　澤瀉

等分,爲散,每用五錢,調茵陳蒿末一兩,空腹米飲和服一湯匙,日三服。多飲熱湯,取汗。

治日暮寒熱者。

硝黄梔子湯

大黄四錢　芒硝三錢　梔子三錢

煎大半杯,熱服。

治汗出腹滿者。

梔子大黄湯

梔子三錢　香豉三錢　大黄三錢　枳實三錢

煎一杯,熱分三服。

治酒疸心中懊憹熱疼,惡心欲吐者。

元滑苓甘散

元明粉　滑石　甘草　茯苓

等分,爲末,大麥粥汁和服一湯匙,日三服。

治色疸額黑身黄者。

服後病從大小便去,尿黄糞黑,是其候也。

色疸日晡發熱惡寒,膀胱急,小便利,大便黑溏,五心熱,腹脹滿,身黄,額黑,此水土瘀濁之證,宜瀉水去濕,通其二便。仲景用硝礬散,硝石清熱,礬石去濕。此變而爲滑石、元明粉,亦即硝礬之意。用者酌量而通融之,不可拘泥。

黄疸之家,脾腎濕寒,無内熱者,當用薑、附、茵陳,不可誤服硝黄也。

暍病根原

暍病者,暑熱而感風寒也。熱則傷氣,寒則傷形,《素問·通評虚實論》:氣盛身寒,得之傷寒,氣虚身熱,得之傷暑。以寒性斂閉,暑性疏泄,寒閉其形而皮毛不開,是以氣盛而身寒,暑泄其氣而腠理不闔,是以氣虚而身熱。暍病則傷於暑,而又傷於寒者也。

盛暑汗流,元氣蒸泄,披清風而浴寒水,玄府驟閉,《素問》:玄府者,汗孔也。裹熱不宣,故發熱惡寒,口渴齒燥,身重而疼痛,脈細而芤遲也。蓋氣不鬱則不病,雖毒熱揮汗,表裏燔蒸,筋力懈惰,精神委頓[1],而新秋變敍,暑退涼生,肺府清爽,精力如初,不遇風寒,未嘗爲病。及熱傷於内,寒傷於外,壯火食氣,而腠理忽斂,氣耗而熱鬱,於是病作也。

汗之愈泄其氣,則惡寒益甚。温之愈助其火,則發熱倍增。下之愈亡其陽,則濕動木鬱,而淋澀彌加。法當補耗散之元氣而不至於助火,清煩鬱之暑熱而不至於伐陽。清金而瀉熱,益氣而生津,無如仲景人參白虎之爲善也。

人參白虎湯

石膏三錢　知母三錢　甘草二錢　粳米半杯　人參三錢

米熟湯成,取大半杯,熱服。

霍亂根原

霍亂者,飲食寒冷而感風寒也。夏秋飲冷食寒,水穀不消,其在上脘則爲吐,其在下脘則爲泄。或吐或泄,不並作也,一感風寒,皮毛閉塞,而宿物陳莞壅遏,中氣盛滿莫容,於是吐泄並作。

其吐者,胃氣之上逆,其泄者,脾氣之下陷。胃土之逆者,膽木之上逼也,脾土之陷者,肝木之下侵也。蓋中氣鬱塞,脾胃不轉,不能升降木氣,木氣鬱迫,而剋中宫,刑以膽木則胃逆,賊以肝木則脾陷也。肝膽主筋,水土寒濕,木氣不榮,是以筋轉。

吐泄無餘,寒瘀盡去,土氣漸回,陽和徐布,中氣發揚,表邪自

---

〔1〕委頓　極度疲困也。《新唐書·韓愈傳》:"勢不支久,必自委頓。"

解。若其不解,外有寒熱表證,宜以麻桂發之,而温以理中、四逆之輩。表寒既退,而藏府鬆緩,痛泄自止。若其不能吐泄,腹痛欲死,可用大黄附子,温藥下之,陳宿推蕩,立刻輕安。病在火令,全屬寒因,是以仲景立法,率主理中、四逆。變通理中、四逆之意,則病有盡而法無窮矣。倘泥時令而用清涼,是粗工之下者也。

桂苓理中湯

人參一錢 茯苓二錢 甘草二錢 乾薑三錢 桂枝三錢 白术三錢 砂仁二錢 生薑三錢

煎大半杯,温服。

吐不止,加半夏。泄不止,加肉蔻。外有寒熱表證,加麻黄。轉筋痛劇,加附子、澤瀉。

痎瘧根原

痎瘧者,陰邪閉束,鬱其少陽之衛氣也。人之六經,三陰在裏,三陽在表,寒邪傷人,同氣相感,内舍三陰。少陽之經,在二陽之内,三陰之外,内與邪遇,則相爭而病作。

其初與邪遇,衛氣鬱阻,不得下行,漸積漸盛。内與陰爭,陰邪被逼,外乘〔1〕陽位,裹束衛氣,閉藏而生外寒。衛爲陰束,竭力外發,重圍莫透,鼓盪不已,則生戰慄。少陽甲木從相火化氣,及其相火鬱隆,内熱大作,陰退寒消,則衛氣外發而病解焉。

衛氣晝行六經二十五周,夜行五藏二十五周,寒邪淺在陽經,則晝與衛遇而日發,深在五藏,則夜與衛遇而暮發。衛氣離,則病休,衛氣集,則病作。緣邪束於外,則惡寒,陽鬱於内,則發熱。陽旺而發之速,則寒少而熱多,陽虚而發之遲,則寒多而熱少。陽氣日盛,則其作日早。陽氣日衰,則其作日晏。陽氣退敗,不能日與邪爭,則間日乃作。

此以暑蒸汗泄,浴於寒水,寒入汗孔,舍於腸胃之外,經藏之間。秋傷於風,閉其腠理,衛氣鬱遏,外無泄路,内陷重陰之中,鼓

〔1〕乘 原作“秉”,形近之誤,據閩本、蜀本、集成本改。

動外發,則成瘧病也。

温瘧

先傷於寒而後中於風,先寒後熱,是謂寒瘧。先中於風而後傷於寒,先熱後寒,是謂温瘧。以冬中風邪,泄其衛氣,衛愈泄而愈閉,鬱爲内熱。又傷於寒,束其皮毛,熱無出路,内藏骨髓之中。春陽發動,内熱外出,而表寒閉束,欲出不能。遇盛暑毒熱,或用力煩勞,氣蒸汗流,熱邪與汗皆出,表裏如焚。及其盛極而衰,復反故位,陰氣續復,是以寒生也。

癉瘧

其但熱而不寒者,是謂癉瘧。癉瘧即温瘧之重者。以其陽盛陰虚,肺火素旺,一當汗出而感風寒,衛鬱熱發,傷其肺氣,手足如烙,煩冤欲嘔。陽亢陰枯,是以但熱無寒。其熱内藏於心,外舍分肉之間,令人神氣傷損,肌肉消鑠,瘧之最劇者也。

牝[1]瘧

其寒多而熱少者,是謂牝瘧。以其陰盛陽虚,衛鬱不能透發,故寒多熱少。蓋瘧病之寒,因陰邪之束閉,瘧病之熱,緣衛陽之鬱發。其相火虚虧,鬱而不發,則純寒而無熱,相火隆盛,一鬱即發,則純熱而無寒。其熱多者,由相火之偏勝,其寒多者,因相火之偏虚也。瘧在少陽,其脈自弦,弦數者火盛則多熱,弦遲者水盛則多寒,理自然耳。

柴胡栝蔞乾薑湯

柴胡三錢　黄芩三錢　甘草二錢　人參一錢　生薑三錢　大棗三枚　乾薑三錢　栝蔞三錢

煎大半杯,熱服,覆衣。

嘔加半夏。

---

〔1〕牝　原作“牡”,形近之誤,據閩本、《金匱要略·瘧病脈證并治》改。

治寒瘧先寒後熱者。

柴胡桂枝乾薑湯

柴胡三錢 甘草二錢 人參一錢 茯苓三錢 桂枝三錢 乾薑三錢

煎大半杯,熱服,覆衣。

治牝瘧寒多熱少,或但寒不熱者。

白虎桂枝柴胡湯

石膏三錢 知母三錢 甘草二錢 粳米半杯 桂枝三錢 柴胡三錢

煎大半杯,熱服,覆衣。

治温瘧先熱後寒,熱多寒少,或但熱不寒者。

減味鱉甲煎丸

鱉甲二兩四錢 柴胡一兩二錢 黄芩六錢 人參二錢 半夏二錢 甘草二錢 桂枝六錢 芍藥一兩 丹皮一兩 桃仁四錢 阿膠六錢 大黄六錢 乾薑六錢 葶藶二錢

爲末,用清酒一罈,入竈下灰一升,煮鱉甲,消化,絞汁,去渣,入諸藥,煎濃,留藥末,調和爲丸,如梧子大,空腹服七丸,日三服。

治久瘧不愈,結爲癥瘕,名曰瘧母。

傷風根原

傷風者,中虚而外感也。陽衰土濕,中脘不運,胃土常逆,肺金失降,胸中宗氣不得四達,時時鬱勃於皮毛之間。遇飲食未消,中氣脹滿,阻格金火沉降之路。肺金鬱發,蒸泄皮毛,宗氣外達,是以不病。一被風寒,閉其皮毛,肺氣壅遏,不能外發,故逆循鼻竅,嚏噴而出。濕氣淫蒸,清涕流溢,譬之水氣蒸騰,滴而爲露也。

水生於金,肺氣上逆,無以化水,故小便不利。《素問·風論》:勞風法在肺下,巨陽引精者三日,中年者五日,不精者七日,咳出青黄涕,其狀如膿,大如彈丸,從口中若鼻中出,不出則傷肺,傷肺則死矣。蓋膀胱之水,全是肺氣所化,水利則膀胱之鬱濁下泄,肺家之壅滯全消。濕去而變燥,故痰涕膠黏,色化青黄,出於口鼻,肺藏不傷也。少年陽衰未極,肺不終鬱,則氣降而化水,故引精於三日。中年者五日。末年陽衰,不能引精者七日。若其終不能引,久而鬱熱蒸腐,則肺傷而死矣。

太陽引精,賴乎陽明之降。中氣運轉,陽明右降,則肺金下達而化水尿,積鬱始通。陽明不降,肺無下行之路,太陽無引精之權也。法宜瀉肺而開皮毛,理中而瀉濕鬱。濕消而鬱散,氣通而水調,無餘事已。

紫蘇薑苓湯

蘇葉三錢　生薑三錢　甘草二錢　茯苓三錢　半夏三錢　橘皮二錢　乾薑三錢　砂仁二錢

煎大半杯,熱服,覆衣。

齁喘根原

齁喘者,即傷風之重者也。其陽衰土濕,中氣不運,較之傷風之家倍甚。脾土常陷,胃土常逆,水穀消遲,濁陰莫降。一遇清風感襲,閉其皮毛,中脘鬱滿,胃氣愈逆。肺藏壅塞,表裏不得通達,宗氣逆衝,出於喉嚨。而氣阻喉閉,不得透泄,於是壅悶喘急,不可名狀。此齁喘之由來也。

輕則但作於秋冬,是緣風邪之外束,重則兼發於夏暑,乃由濕淫之内動。濕居寒熱之中,水火逼蒸,則生濕氣。濕氣在上,則隨火而化熱,濕氣在下,則隨水而化寒。火盛則上之濕熱爲多,水盛則下之濕寒斯甚。此因水火之衰旺不同,故其上下之寒熱亦殊。而齁喘之家,則上焦之濕熱不敵下焦之濕寒,以其陽衰而陰旺,火敗而水勝也。

此當温中燥土,助其推遷。降戊土於坎中,使濁陰下泄於水道,升己土於離位,使清陽上達於汗孔。中氣一轉而清濁易位,汗溺一行而鬱悶全消,則肺氣清降,喘阻不作。若服清潤之劑,中脘愈敗,肺氣更逆,是庸工之下者也。

紫蘇薑苓湯

蘇葉三錢 杏仁三錢 橘皮三錢 半夏三錢 茯苓三錢 乾薑三錢 甘草二錢 砂仁二錢 生薑三錢

煎大半杯,熱服,覆衣。

若皮毛閉束,表邪不解,則加麻黄。若言語譫妄,内熱不清,則加石膏。

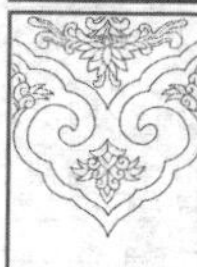

清陽升露，爰開七竅，精神魂魄之所發，聲色臭味之所司也。先聖既没，千載如夢，扶陰抑陽，辭喬入谷，箝娥青之舌，杜儀[1]秦[2]之口，塞瞽曠之耳，膠離朱[3]之目。禍流今古，痛積人神！

僕也，輕試老拳，道宗目眇，略嬰利鏃，夏侯[4]睛傷。雙睛[5]莫莫，原非大眼將軍，一目𥆧𥆧，竟作小冠子夏[6]。渺爾游魂，不絶如綫，操觚[7]含毫，悲憤横集，作七竅解。

七竅解

耳目根原

耳目者，清陽之門户也。陰位於下，左升而化清陽，陽位於上，右降而化濁陰。濁陰降泄，則開竅於

---

〔1〕儀　戰國聯横家張儀。

〔2〕秦　戰國合縱家蘇秦。

〔3〕離朱　人名。古之明目者。《莊子·駢拇》："青黄黼黻之煌煌，非乎，而離朱是已。"《孟子·離婁》作"離婁。"漢·趙岐《注》："離婁者，古之明目者，蓋以爲黄帝之時人也。黄帝亡其玄珠，使離朱索之。離朱即離婁也，能視於百步之外，見秋毫之末。"

〔4〕夏侯　三國魏人夏侯惇。

〔5〕雙睛　鳥名。《拾遺記》："唐堯在位七十年……有祗支之國，獻重明之鳥，一名雙睛。"

〔6〕小冠子夏　即漢代杜欽。杜欽、杜鄴，同字子夏，都以才能知名，欽盲一目，人稱盲杜子夏。欽不樂，乃製高寛二寸之小帽，戴帽以别於鄴。時人因改稱欽爲小冠子夏，鄴爲大冠子夏。

〔7〕觚　木簡，古人用以書寫。《文選·文賦》："或操觚以率爾，或含毫而邈然。"

下,清陽升露,則開竅於上。莫濁於渣滓,故陰竅於二便而傳糞溺,莫清於神氣,故陽竅於五官而司見聞。清陽上達,則七竅空明,濁陰上逆,則五官晦塞。晦則不睹,塞則不聞,明則善視,空則善聽。

木主五色,以血藏於肝,血華則爲色也。血,陰也,而陽魂生焉,故血之内華者則爲色,而魂之外光者則爲視。金主五聲,以氣藏於肺,氣發則爲聲也。氣,陽也,而陰魄生焉,故氣之外發者則爲聲,而魄之内涵者則爲聞。

木火升清,清升則陽光〔1〕外發而爲兩目,金水降濁,濁降則陽體内存而爲雙耳。蓋神明而精暗,氣虚而血實,外明乃見,内虚乃聞。木火陰體而陽用,魂中有魄,外明内暗,故能見不能聞,金水陽體而陰用,魄中有魂,内虚外實,故能聞不能見。目以用神,耳以體靈,用神則明,體靈則聰。木火之用,金水之體,皆陽也,體善存而用善發,是以聰明而神靈。

耳聾者善視,陽體已敗,故神於用,目〔2〕瞽者善聽,陽用既廢,故靈於體,所謂絶利一源,用師十倍也。清陽一敗,體用皆亡,濁陰逆上,孔竅障塞,則熟視不睹泰山,静聽不聞雷霆,耳目之官廢矣。

目病根原

目病者,清陽之上衰也。金水爲陰,陰降則精盈,木火爲陽,陽升則神化,精濁故下暗,神清故上光。而清陽之上發,必由於脈,脈主於心而上絡於目,心目者,皆宗脈之所聚也。《内經》:心者,宗脈之所聚也。又曰:目者,宗脈之所聚也。宗脈之陽,上達九天,陽氣清明,則虚靈而神發,所謂心藏脈而脈舍神也。《靈樞經》語。神氣發現,開雙竅而爲精明,《素問》:夫精明者,所以别白黑,視長短。目者,神氣之所遊行而出入也。竅開而光露,是以無微而不燭〔3〕。一有微陰不降,則雲霧曖〔4〕空,神氣障蔽,陽陷而光損矣。

---

〔1〕光 原脱,據閩本、集成本、下文"濁降則陽體内存"補。

〔2〕目 原脱,據閩本、集成本、上文"耳聾者善視"補。

〔3〕燭 《玉篇》:"燭,照也。"

〔4〕曖 猶翳也。《後漢書·中屠蟠傳》:"甘是堙曖。"

清升濁降,全賴於土,水木隨己土左升,則陰化而爲清陽,火金隨戊土右降,則陽化而爲濁陰。陰暗而陽明,夜晦而晝光,自然之理也。後世庸工,無知妄作,補陰瀉陽,避明趨暗,其輕者遂爲盲瞽之子,其重者竟成夭枉之民。愚謬之惡,決海難流也!慨自師曠[1]哲人,不能回既霍之目,子夏賢者,不能復已喪之明,況委之愚妄粗工之手,雖有如炬之光,如星之曜,安得不殞滅而亡失乎!

然千古之人,未有如師曠、子夏之明者,所謂盲於目而不盲於心也。古之明者,察於未象,視於無形。夫未象可察,則象爲糟粕[2],無形可視,則形爲贅疣。官骸者,必敝之物,神明者,不朽之靈,達人不用其官用其神,官雖止而神自行,神宇泰而天光發,不飲上池而見垣人,不燃靈犀而察淵魚,葉蔽兩目而無遠弗照,雲碍雙睛而無幽不燭。如是則聽不用耳,視不用目,可以耳視,可以目聽。此之謂千古之明者,何事乞照於庸工,希光於下士也!

疼痛

眼病疼痛,悉由濁氣逆衝。目居清陽之位,神氣沖和,光彩發露,未有一綫濁陰。若使濁陰衝逆,遏逼清氣,清氣升發,而濁氣遏之,二氣壅迫,兩相擊撞,是以作疼。而濁氣之上逆,全緣辛金之不斂,金收而水藏之,則濁陰歸於九地之下。金不能斂,斯[3]水不能藏,故濁陰逆填於清位。金水逆升,濁陰填塞,則甲木不得下行,而衝擊於頭目。頭目之痛者,甲木之邪也。甲木化氣於相火,隨辛金右轉而温水藏,甲木不降,相火上炎,而刑肺金,肺金被爍,故白珠紅腫而熱滯也。手足少陽之脈,同起於目鋭眥,而手之三陽,陽之清者,足之三陽,陽之濁者,清則上升,濁則下降。手之三陽,自手走頭,其氣皆升,足之三陽,自頭走足,其氣皆降,手三陽病則下陷,足三陽病則上逆。凡下熱之證,因手少陽三焦之陷,上熱之證,因

〔1〕師曠　春秋·晉樂師,字子野,生而目盲,善辨聲樂。《孟子·離婁》:“師曠之聽,不以六律,不能正五音。”

〔2〕糟粕　原作“粕糟”,據閩本、蜀本、集成本乙轉。

〔3〕斯　猶乃也。《詩·斯干》:“乃安斯寢。”

足少陽膽經之逆，故眼病之熱赤，獨責甲木而不責於三焦也。其疼痛而赤熱者，甲木逆而相火旺，其疼痛而不赤熱者，甲木逆而相火虚也。

赤痛之久，濁陰蒙蔽，清陽不能透露，則雲翳生而光華硋。雲翳者，濁氣之所鬱結也。陽氣未陷，續自升發，則翳退而明復，陽氣一陷，翳障堅老而精明喪矣。其疼痛者，濁氣之衝突。其盲瞽者，清陽陷敗而木火不升也。

木火之升，機在己土，金水之降，機在戊土。己土左旋，則和煦而化陽神，戊土右轉，則凝肅而産陰精。陰精之魄，藏於肺金，精魄重濁，是以沉降，陽神之魂，藏於肝木，神魂輕清，是以浮升。本乎天者親上，本乎地者親下，自然之性也。

脾升胃降，則在中氣，中氣者，脾胃旋轉之樞軸，水火升降之關鍵。偏濕則脾病，偏燥則胃病，偏熱則火病，偏寒則水病，濟其燥濕寒熱之偏，而歸於平，則中氣治矣。

柴胡芍藥丹皮湯

黄芩三錢，酒炒　柴胡三錢　白芍藥三錢　甘草二錢　丹皮三錢

煎半杯，熱服。

治左目赤痛者。

百合五味湯

百合三錢　五味一錢，研　半夏三錢　甘草二錢　丹皮三錢　芍藥三錢

煎半杯，熱服。

治右目赤痛者。

熱甚加石膏、知母。

百合五味薑附湯

百合三錢　五味一錢　芍藥三錢　甘草二錢　茯苓三錢　半夏三錢　乾薑三錢　附子三錢

煎大半杯，温服。

治水土寒濕而上熱赤痛者。或不赤不熱，而作疼痛，是無上熱，去百合、芍藥，加桂枝。

茯澤石膏湯

茯苓三錢　澤瀉三錢　梔子三錢　甘草二錢　半夏三錢　石膏三錢

煎大半杯,熱服。

治濕熱熏蒸,目珠黄赤者。

桂枝丹皮首烏湯

桂枝三錢　丹皮三錢　首烏三錢　甘草二錢　茯苓三錢　半夏三錢　乾薑三錢　龍眼十個,肉

煎大半杯,熱服。

治昏花不明而無赤痛者。

桂枝菖蒲湯

柴胡三錢　桂枝三錢　丹皮三錢　生薑三錢　甘草二錢　菖蒲二錢

煎半杯,熱服。

治瞳子縮小者。

烏梅山萸湯

五味一錢　烏梅三錢,肉　山萸三錢,肉　甘草二錢　首烏三錢　芍藥三錢　龍骨二錢　牡蠣三錢

煎半杯,温服。

治瞳子散大者。

薑桂參苓首烏湯

人參三錢　桂枝三錢　甘草二錢　茯苓三錢　首烏三錢　乾薑三錢

煎半杯,温服。

治目珠塌陷者。

芍藥棗仁柴胡湯

芍藥三錢　甘草三錢　首烏三錢　棗仁三錢,生,研　柴胡三錢　丹皮三錢

煎半杯,熱服。

治目珠突出者。

醫書自唐以後無通者,而尤不通者,則爲眼科。庸妄之徒,造孽誤人,毒流千古,甚可痛恨!謹爲洗發原委,略立數法,以概大意,酌其藏府燥濕寒熱而用之,乃可奏效。若内傷不精,但以眼科名家,此千古必無之事也。

耳 病 根 原

耳病者,濁陰之上填也。陽性虚而陰性實,濁陰下降,耳竅乃虚,虚則清徹而靈通,以其沖[1]而不盈也。目者,木火之終氣,耳者,金水之始基,木火外明,故神清而善發,金水内虚,故氣空而善内[2]。凡大塊[3]之噫氣,生物之息吹,有竅則聲入,聲入則籟[4]發,非關聲音之鉅細也。

窾[5]竅空洞,翕聚而鼓盪之,故聲入而響達,譬之空谷傳聲,萬壑皆振。聲不傳於崇山,而獨振於空谷者,以其虚也。聲之入也以其虚,而響之聞也以其靈,聲入於聽宫,而響達於靈府[6],是以無微而不聞也。

濁氣一升,孔竅堵塞,則聲入而不通矣。人之衰者,脾陷胃逆,清氣不升,濁氣不降,虚靈障蔽,重聽不聞。陰日長而陽日消,竅日閉而聽日損,氣化自然之數也。然竅閉於天而靈開於人,達者於是,有却年還聰之術也。

疼痛

耳病疼痛,悉由濁氣壅塞。耳以沖虚之官,空靈洞徹,萬籟[7]

---

〔1〕沖 《玉篇》:"沖,虚也。"
〔2〕内(nà 鈉) 《正韻》:"内,同納。"
〔3〕大塊 大自然也。《莊子·齊物論》:"夫大塊噫氣,其名爲風。"成《疏》:"大塊者,造物之名,亦自然之稱也。"
〔4〕籟 凡孔竅機括,皆謂之籟。《莊子·齊物論》:"人籟則比竹,地籟則衆竅是已。"
〔5〕窾(kuǎn 款) 《集韻》:"窾,空也。"
〔6〕靈府 《莊子·德充符》:"不可入於靈府。"成《疏》:"靈府者,精神之宅也,所謂心也。"
〔7〕籟 泛指聲音。《題破山寺後禪院》:"萬籟此都寂,但餘鐘磬音。"

畢收，有濁則降，微陰不存。若使濁氣升填，結滯壅腫，則生疼痛。久而堅實牢鞕，氣阻而爲熱，血鬱而化火，肌肉腐潰，則成癰膿。

濁氣之上逆，緣於辛金之失斂，甲木之不降。甲木上衝，聽宫脹塞，相火鬱遏，經氣壅迫，是以疼痛而熱腫。凡頭耳之腫痛，皆甲木之邪也。

手足少陽之脈，俱絡於耳，而少陽一病，則三焦之氣善陷，膽經之氣善逆。耳病之癰腫，盡甲木之爲害，於三焦無關也。甲木逆升，相火鬱發，則爲熱腫。木邪衝突，則爲疼痛。木氣堵塞，則爲重聽。仲景《傷寒》：少陽中風，兩耳無所聞。太陽傷寒，病人叉手自冒心，師因教試令〔1〕咳，而不咳者，此必兩耳無聞也。以重發汗，虚故如此。

耳聾者，手少陽之陽虚，而足少陽之陽敗，耳癰者，手少陽之火陷，而足少陽之火逆也。欲升三焦，必升己土，欲降甲木，必降戊土，中氣不運，不能使濁降而清升也。

柴胡芍藥茯苓湯

芍藥三錢　柴胡二錢　茯苓三錢　半夏三錢　甘草二錢　桔梗三錢

煎半杯，熱服。

治耳内熱腫疼痛者。

熱甚加黄芩，膿成加丹皮、桃仁。

苓澤芍藥湯

茯苓三錢　澤瀉三錢　半夏三錢　杏仁三錢　柴胡三錢　芍藥三錢

煎半杯，熱服。

治耳流黄水者。

參茯五味芍藥湯

茯苓三錢　半夏三錢　甘草二錢　人參三錢　橘皮三錢　五

---

〔1〕令　原作“今”，形近之誤，據閩本、蜀本、集成本、《傷寒論·辨太陽病脈證并治中》改。

味一錢　芍藥三錢

煎半杯,温服。

治耳漸重聽者。

鼻口根原

鼻口者,手足太陰之竅也,脾竅於口而司五味,肺竅於鼻而司五臭。人身之氣,陽降而化濁陰,陰升而化清陽。清則沖虚,濁則滯塞,沖虚則生其清和,滯塞則鬱爲煩熱。上竅沖虚而不滯塞,清和而不煩熱者,清氣升而濁氣降也。濁降而清升,故口知五味而鼻知五臭。

而口鼻之司臭味,非第脾肺之能也,其權實由於心。以心竅於舌,心主臭而口主味,鼻之知五臭者,心也,口之知五味者,舌也。心爲君火,膽與三焦爲相火,三焦升則爲清陽,膽木降則爲濁陰,三焦陷而膽木逆,清氣降而濁氣升,則鼻口滯塞而生煩熱,臭味不知矣。

而清氣之升,由鼻而上達,濁氣之降,自口而下行。蓋鼻竅於喉,口通於咽,鼻者清氣之所終,口者濁氣之所始也。喉通於藏,咽通於府,喉者地氣之既升,咽者天氣之初降也。濁氣不降而清氣下陷,則病見於口,清氣不升而濁氣上逆,則病見於鼻。故鼻病者,升其清而並降其濁,口病者,降其濁而兼升其清。

升清之權,在於太陰,太陰陷則乙木不能升其清,降濁之機,在於陽明,陽明逆則辛金不能降其濁。得升降之宜,則口鼻之竅和暢而清通矣。

鼻病根原

鼻病者,手太陰之不清也。肺竅於鼻,司衛氣而主降斂。宗氣在胸,衛陽之本,貫心肺而行呼吸,出入鼻竅者也。肺降則宗氣清肅而鼻通,肺逆則宗氣壅阻而鼻塞。涕者,肺氣之熏蒸也。肺中清氣,氤氳如霧,霧氣飄灑,化爲雨露,而輸膀胱,則痰涕不生。肺金不清,霧氣瘀濁,不能化水,則凝鬱於胸膈而痰生,熏蒸於鼻竅而涕化。痰涕之作,皆由於辛金之不降也。

肺金生水而主皮毛,肺氣内降,則通達於膀胱,肺氣外行,則熏澤於皮毛。外感風寒而皮毛閉秘,藏府鬱遏,内不能降,外不能泄,畜[1]積莫容,則逆行於鼻竅。鼻竅窄狹,行之不及,故衝激而爲嚏噴。肺氣熏騰,淫蒸鼻竅,是以清涕流溢,涓涓而下也。

肺氣初逆,則涕清,遲而肺氣堙鬱,清化爲濁,則滯塞而膠黏,遲而濁菀陳腐,白化爲黄,則臭敗而穢惡,久而不愈,色味如膿,謂之鼻癰,皆肺氣逆行之所致也。其中氣不運,肺金壅滿,即不感風寒而濁涕時下,是謂鼻淵。鼻淵者,濁涕下不止也。《素問》語。肺氣之鬱,總由土濕而胃逆,胃逆則濁氣填塞,肺無降路故也。

桔梗元參湯

桔梗三錢　元參三錢　杏仁三錢　橘皮三錢　半夏三錢　茯苓三錢　甘草二錢　生薑三錢

煎半杯,熱服。

治肺氣鬱升,鼻塞涕多者。

五味石膏湯

五味一錢　石膏三錢　杏仁三錢　半夏三錢　元參三錢　茯苓三錢　桔梗三錢　生薑三錢

煎半杯,熱服。

治肺熱鼻塞,濁涕粘黄者。

胃寒,加乾薑。

黄芩貝母湯

黄芩三錢　柴胡三錢　芍藥三錢　元參三錢　桔梗三錢　杏仁三錢　五味一錢　貝母三錢,去心

煎半杯,熱服。

治鼻孔發熱生瘡者。

苓澤薑蘇湯

茯苓三錢　澤瀉三錢　生薑三錢　杏仁三錢　甘草二錢　橘

---

〔1〕畜　貯也。《穀梁傳·莊二八年》:"國無九年之畜曰不足,無六年之畜曰急。"

皮三錢 紫蘇葉三錢

煎半杯,熱服。

治鼻塞聲重,語言不清者。

口病根原

口病者,足陽明之不降也。脾主肌肉而竅於口,口脣者,肌肉之本也。《素問》語。脾胃同氣,脾主升清而胃主降濁,清升濁降,則脣口不病,病者,太陰己土之陷而陽明戊土之逆也。陽明逆則甲木不降而相火上炎,於是脣口疼痛而熱腫,諸病生焉。

脾胃不病,則口中清和而無味。木鬱則酸,火鬱則苦,金鬱則辛,水鬱則鹹,自鬱則甘。口生五味者,五藏之鬱,而不得土氣,則味不自生,以五味司於脾土也。心主五臭,入腎爲腐。心爲火而腎爲水,土者水火之中氣,水泛於土則濕生,火鬱於土則熱作。濕熱熏蒸,則口氣腐穢而臭惡。

太陰以濕土主令,陽明從燥金化氣,脾病則陷,胃病則逆。口脣之病,燥熱者多,濕寒者少,責在陽明,不在太陰。然陽明上逆而生燥熱,半因太陰下陷而病濕寒,清潤上焦之燥熱而不助下焦之濕寒,則得之矣。

甘草黄芩湯

甘草二錢 黄芩二錢 茯苓三錢 半夏三錢 石膏三錢

煎半杯,熱服。

治濕熱熏蒸,口氣穢惡者。

貝母元參湯

貝母三錢 元參三錢 甘草二錢 黄芩二錢

煎半杯,熱嗽,徐嚥。

熱甚,加黄連、石膏。

治口瘡熱腫。

桂枝薑苓湯

芍藥四錢 桂枝二錢 乾薑三錢 茯苓三錢 甘草二錢 元參三錢

煎大半杯,温服。

治脾胃濕寒,膽火上炎,而生口瘡者。

舌　　病

心竅於舌,舌者,心之官也。心屬火而火性升,其下降者,胃土右轉,金斂而水藏之也。胃逆而肺金失斂,則火遂其炎上之性,而病見於舌,疼痛熱腫,於是作焉。

火之爲性,降則通暢,升則堙鬱,鬱則胎生,舌胎者,心液之瘀結也。鬱於土,則胎黄,鬱於金,則胎白,火盛而金燥,則舌胎白澀,火衰而金寒,則舌胎白滑,火衰而土濕,則舌胎黄滑,火盛而土燥,則舌胎黄澀。五行之理,旺則侮其所不勝,衰則見侮於所勝。水者,火之敵,水勝而火負,則胎黑而滑,水負而火勝,則胎黑而澀。凡光滑滋潤者,皆火衰而寒凝,凡芒刺焦裂者,皆火盛而燥結也。

心主言,而言語之機關,則在於舌,舌之屈伸上下者,筋脈之柔和也。筋司於肝,肝氣鬱則筋脈短縮,而舌卷不能言。《靈樞·經脈》:足厥陰氣絶,則筋絶。筋者,聚於陰器而脈絡於舌本,脈弗榮則筋急,筋急則引舌與卵,故脣青舌卷卵縮。足太陰氣絶,則脈不榮其脣舌,脈不榮,則舌萎人中滿。《素問·熱論》:少陰脈貫腎,絡於肺,繫舌本,故口燥舌乾而渴。足三陰之脈,皆絡於舌,凡舌病之疼痛熱腫,則責君火之升炎。若其滑澀燥濕,攣縮弛長諸變,當於各經求之也。

芩連芍藥湯

黄芩三錢　黄連一錢　甘草二錢　貝母二錢,去心　丹皮三錢　芍藥三錢

煎半杯,熱服。

治舌瘡疼痛熱腫。

桂枝地黄湯

桂枝三錢　芍藥三錢　生地三錢　阿膠三錢　當歸三錢　甘草二錢

煎大半杯,温服。

治肝燥舌卷者。

若中風强舌語拙,或雜證舌萎言遲,皆脾腎濕寒,不宜清涼滋潤,勿服此方。

牙　　痛

牙痛者,足陽明之病也。手陽明之經,起於手之次指,上頸貫頰而入下齒,足陽明之經,起於鼻之交頞,下循鼻外而入上齒。手之三陽,陽之清者,足之三陽,陽之濁者。濁則下降,清則上升,手陽明升,足陽明降,濁氣不至上壅,是以不痛。

手陽明以燥金主令,足陽明以戊土而化氣於燥金,戊土之降,以其燥也。太陰盛而陽明虚,則戊土化濕,逆而不降,並阻少陽甲木之經,不得下行。牙牀者,胃土所司,胃土不降,濁氣壅迫,甲木逆衝,攻突牙牀,是以腫痛。甲木化氣於相火,相火失根,逆行而上炎,是以熱生。蟲牙〔1〕者,木鬱而爲蠹也,甲木鬱於濕土之中,腐敗蠹朽,故蟲生而齒壞。

牙齒爲骨之餘氣,足少陰腎水之所生也。水盛於下而根於上,牙者,水之方芽於火位而未盛者也。五行之理,水能勝火而火不勝水,水火一病,則水勝而火負,事之常也。而齒牙之位,以癸水之始基,微陰初凝,根荄未壯,一遭相火逆升,熏蒸炎烈,挾焦石流金之力而勝杯水,勢自易易〔2〕。以少水而爍於壯火,未可以勝負尋常之理相提而並論也。

黄芩石膏湯

黄芩三錢　石膏三錢　甘草二錢,生　半夏三錢　升麻二錢　芍藥三錢

煎半杯,熱服,徐嚥。

治牙疼齦腫。

---

〔1〕蟲牙　原作“牙蟲”,諸本均同,下文“蟲生而齒壞”、後文柴胡桃仁湯治證“治蟲牙”乙轉。

〔2〕易易　極言容易。《禮·鄉飲酒義》:“吾觀於鄉,而知五道之易易也。”

柴胡桃仁湯

柴胡三錢　桃仁三錢　石膏三錢　骨碎補三錢

煎半杯,熱服,徐嚥。

治蟲牙。

咽　喉

咽喉者,陰陽升降之路也。《靈樞·經脈》:胃足陽明之脈,循喉嚨而入缺盆。脾足太陰之脈,挾咽而連舌本。心手少陰之脈,挾咽而繫目系。小腸手太陽之脈,循咽而下胸膈。腎足少陰之脈,循喉嚨而挾舌本。肝足厥陰之脈,循喉嚨而入頏顙。五藏六府之經,不盡循於咽喉,而咽爲六府之通衢〔1〕,喉爲五藏之總門,脈有歧出,而呼吸升降之氣,則别無他經也。

六府陽也,而陽中有陰則氣降,故濁陰由咽而下達,五藏陰也,而陰中有陽則氣升,故清陽自喉而上騰。蓋六府者,傳化物而不藏,不藏則下行,是天氣之降也,五藏者,藏精氣而不泄,不泄則上行,是地氣之升也。地氣不升則喉病,喉病者,氣塞而食通,天氣不降則咽病,咽病者,氣通而食塞。先食阻而後氣梗者,是藏完而府傷之也,先氣梗而後食阻者,是府完而藏傷之也。而總之咽通六府而胃爲之主,喉通五藏而肺爲之宗。

陽衰土濕,肺胃不降,濁氣堙鬱,則病痹塞,相火升炎,則病腫痛。下竅爲陰,上竅爲陽,陰之氣濁,陽之氣清。清氣涼而濁氣熱,故清氣下陷,則涼泄於魄門,濁氣上逆,則熱結於喉嚨也。

甘草桔梗射干湯

甘草二錢,生　桔梗三錢　半夏三錢　射干三錢

煎半杯,熱嗽,徐服。

治咽喉腫痛生瘡者。

貝母升麻鱉甲湯

貝母三錢　升麻二錢　丹皮三錢　元參三錢　鱉甲三錢

---

〔1〕通衢　四通八達之大道也。《漢書·東方朔傳》對:"陛下誠能用臣朔之計,推甲乙之帳熸,之於四通之衢,却走馬示不復用,則堯舜之隆,宜可與比治矣。"

煎半杯,熱嗽,徐服。

治喉瘡膿成者。

聲　音

聲音者,手太陰之所司也。肺藏氣,而氣之激宕則爲聲,故肺病則聲爲之不調,氣病則聲爲之不暢,而氣之所以病者,由於己土之濕。手陽明主令於燥金,手太陰化氣於濕土,陽明旺則金燥而響振,太陰盛則土濕而聲瘖。譬之琴瑟簫鼓,遇晴明而清越,值陰晦而沉濁,燥濕之不同也。燥爲陽而濕爲陰,陽旺則氣聚而不泄,氣通而不塞。聚則響而通則鳴,脣缺齒落而言語不清者,氣之泄也,涕流鼻淵而聲音不亮者,氣之塞也。

然聲出於氣而氣使於神。《靈樞·憂恚無言》:喉嚨者,氣之所以上下者也。會厭者,聲音之户也。口脣者,聲音之扇也。舌者,聲音之機也。懸雍者,聲音之關也。頏顙者,分氣之所泄也。横骨者,神氣所使,主發舌者也。蓋門户之開闔,機關之啓閉,氣爲之也。而所以司其遲疾,時其高下,開闔適宜,而啓閉中節者,神之所使也。是故久嗽而音啞者,病在聲氣,中風而不言者,病在神明。聲氣病則能言而不能響,神明病則能響而不能言。聲氣出於肺,神明藏於心,四十九難:肺主五聲,入心爲言。緣聲由氣動,而言以神發也。

聞之婦人在軍,金鼓不振。李少卿〔1〕軍中有女子,擊鼓起士而鼓不鳴。然則調聲音者,益清陽而驅濁陰,一定之理也。

茯苓橘皮杏仁湯

茯苓三錢　半夏三錢　杏仁三錢　百合三錢　橘皮三錢　生薑三錢

煎半杯,熱服。

治濕旺氣鬱,聲音不亮者。

---

〔1〕李少卿　即李陵,字少卿。公元前?—前七十四年,漢代隴西成紀人,名將李廣之孫,武帝時任騎都尉。天漢二年,率步兵五千人擊匈奴,兵敗投降。

百合桔梗雞子湯

百合三錢　桔梗三錢　五味一錢　雞子白壹枚

煎半杯,去滓,入雞子清,熱服。

治失聲喑啞者。

鬚　髮

鬚髮者,手足六陽之所榮也。《靈樞·陰陽二十五人》:手三陽之上者,皆行於頭,陽明之經,其榮髭也,少陽之經,其榮眉也,太陽之經,其榮鬚也。足三陽之上者,亦行於頭,陽明之經,其榮髯也,少陽之經,其榮鬚也,太陽之經,其榮眉也。凡此六經,血氣盛則美而長,血氣衰則惡而短。

夫鬚髮者,營血之所滋生,而實衛氣之所發育也。血根於上而盛於下,氣根於下而盛於上,鬚髮上盛而下衰者,手足六陽之經氣盛於上故也。《靈樞·決氣》:上焦開發,宣五穀味,熏膚,充身,澤毛,若霧露之溉,是謂氣。冬時陽氣内潛,而爪髮枯脆,夏日陽氣外浮,而爪鬚和澤。緣鬚髮之生,血以濡之,所以滋其根荄,氣以煦之,所以榮其枝葉也。

宦者傷其宗筋,血泄而不滋,則氣脱而不榮,是以無鬚,與婦人正同。然則鬚落髮焦者,血衰而實氣敗,當於營衛二者雙培,其本枝則得之矣。

桂枝柏葉湯

首烏三錢　桂枝三錢　丹皮三錢　生地三錢　柏葉三錢　生薑三錢　人參三錢　阿膠三錢

煎大半杯,温服。

治鬚落髮焦,枯燥不榮。

黄澀早白,加桑椹、黑豆。陽衰土濕者,加乾薑、茯苓。肺氣不充,重用黄耆,肺主皮毛故也。

瘡瘍之病,因寒邪傷營,血澀氣阻,積鬱成熱,肉腐爲膿。陽盛則紅腫而外發,陰盛則黑塌而内陷。其輕則疥癬之疾,其重則腹内之病。

《靈樞》義晢[1]而無方,《金匱》法略而未備,後世外科之家,仰鑽莫入[2],茫若其言,玉版塵封,金匱雲埋。知若亞父,遭此難而身傾,賢如伯牛[3],遘斯疾而命隕,賢智不解其義,而況餘子乎。

往年目病,悔爲庸妄所誤,寒泄脾陽,耳後壅腫,清膿如注,又幾誤於外科之手。游息浮揚,一縷未斷,念之至今病悸,作瘡瘍解。

瘡瘍解

癰疽根原

癰疽者,寒傷營血之病也。血之爲性,温則流行,寒則凝澀,寒傷營血,凝澀不運,衛氣鬱阻,蓄而爲熱,熱盛則肉腐爲膿。膿瘀不泄,爛筋而傷骨,骨髓消爍,經脈敗漏,熏於五藏,藏傷則死矣。

癰病淺而疽病深,淺則輕而深則重。癰者,營衛之壅於外也,疽者,氣血之阻於内也。營衛之壅遏,有盛有不盛,故腫有大小。穴俞開而風寒入,寒鬱爲熱,隨

〔1〕晢　明也。《易·乾》:“明辨晢也。”

〔2〕入　原作“人”,據閩本、蜀本、集成本改。

〔3〕伯牛　春秋魯國人,名冉耕,孔門十哲之一。《論語·雍也》:“斯人也而有斯疾也！斯人也而有斯疾也！”後人詩文,用“伯牛之疾”,指不治之證。

孔竅而外發,故其形圓。疽之外候,皮夭而堅,癰之外候,皮薄而澤,陰陽淺深之分也。

《靈樞·癰疽》:寒邪客於經脈之中則血濇,血濇則不通,不通則衛氣歸之,不得復反,故壅腫。寒氣化爲熱,熱盛則腐肉,肉腐則爲膿。癰成爲熱,而根原於外寒,故癰疽初起,當温經而散寒,行營而宣衛。及其寒化爲熱,壅腫痛楚,於此營衛遏閉之秋,仍宜清散於經絡。至於膿血潰泆,經熱外泄,營衛俱敗,自非崇補氣血,不能復也。如其經絡陰凝,腫熱外盛,氣血虛寒,膿汁清稀,則更當温散而暖補之,不可緩也。若夫瘡癤疥癬之類,其受傷原淺,但當發表而瀉衛,無事他方也。

桂枝丹皮紫蘇湯

桂枝三錢　芍藥三錢　甘草二錢　丹皮三錢　蘇葉三錢　生薑三錢

煎大半杯,熱服,覆取微汗。

治癰疽初起。

《金匱》:諸脈浮數,應當發熱,而反灑淅惡寒,若有痛處,當發瘡癰。癰疽因外感寒邪,傷其營血。營傷而裹束衛氣,衛氣鬱阻,不得外達,故見惡寒。衛鬱熱發,肉腐膿化,則成癰疽。

初起經絡鬱遏,必當發表。表解汗出,衛鬱透泄,經絡通暢,則腫痛消除,不作膿也。若不得汗,宜重用青萍發之。表熱太盛,用地黄、天冬,涼瀉經絡之鬱。衛氣太虛,用黄芪益其經氣。

丹皮黄芪湯

桂枝三錢　桃仁三錢　甘草二錢　桔梗三錢　丹皮三錢　生薑三錢　元參三錢　黄芪三錢,生

煎大半杯,熱服。

治皮肉壅腫,癰疽已成者。

熱盛,重用黄芪、天冬、地黄。

排膿湯

甘草二錢,炙　桔梗三錢　生薑三錢　大棗三枚

煎大半杯,温服。

治膿成熱劇,皮肉鬆輭者。

桂枝人參黄芪湯

人參三錢 黄芪三錢,炙 桂枝三錢 甘草二錢,炙 當歸三錢 芍藥三錢 茯苓三錢 丹皮三錢

煎大半杯,温服。

治膿泄熱退,營衛雙虚者。

黄芪人參牡蠣湯

黄芪三錢 人參三錢 甘草二錢 五味一錢 生薑三錢 茯苓三錢 牡蠣三錢

煎大半杯,温服。

治膿泄後潰爛,不能收口。洗净敗血腐肉,用龍骨、象皮細末少許收之,貼仙靈膏。

仙靈膏

地黄八兩 當歸二兩 甘草二兩 黄芪二兩 丹皮一兩 桂枝一兩

麻油一斤,黄丹八兩,熬膏,入黄蠟、白蠟、乳香、没藥各一兩,罐收。膿後潰爛,久不收口,洗淨貼。一日一换,計日平復。

大黄牡丹湯

大黄三錢 芒硝三錢 冬瓜子二錢 桃仁三錢 丹皮三錢

煎大半杯,熱服。

治疽近腸胃,内熱鬱蒸者。

參芪苓桂乾薑湯

人參三錢 黄芪三錢 甘草二錢 茯苓三錢 桂枝三錢 乾薑三錢 丹皮二錢

煎大半怀,温服。

治陰盛内寒,及膿清熱微者。

甚加附子。

仙掌丹

班貓〔1〕八錢,去頭翅,糯米炒黄用,去米。川産者良。餘處不可用

---

〔1〕班貓 “班”,通“斑”。《文選·離騷》:“紛總其離合兮,班陸離其上下。”“班貓”,即(斑貓),乃“斑蝥”之别名。

前胡四分,炒　乳香一錢,去油　没藥一錢,去油　血竭一錢　元參四分　冰片五分　麝香五分

研細,瓶收。

凡陽證癰疽初起,鍼破瘡頂,點藥如芥粒,外用膏藥貼之,頃刻流滴黄水,半日即消。重者一日一换,一兩日愈,神效。膿成無用,陰證不治。

瘰癧根原

瘰癧者,足少陽之病也。足少陽以甲木而化氣於相火,其經自頭走足,行身之旁,目之外眥,上循耳後,從頸側而入缺盆,下胸腋而行脇肋,降於腎藏,以温癸水。相火降蟄,故癸水不至下寒,而甲木不至上熱。而甲木之降,由於辛金之斂,辛金之斂,緣於戊土之右轉也。戊土不降,少陽逆行,經氣壅遏,相火上炎,瘀熱搏結,則瘰癧生焉。

肝膽主筋,筋脈卷屈而壅腫,故磊落歷碌,頑鞕而堅實也。《靈樞·經脈》:膽足少陽之經,是動則病口苦,心脇痛,缺盆中腫痛,腋下腫,馬刀挾癭。馬刀挾癭者,足少陽之脈,循缺盆,挾胸膈,而走脇肋,其經彎如馬刀,而癭瘤挾生也。《金匱》:痹挾背行,若腸鳴,馬刀挾癭者,皆爲勞得之。此以勞傷中氣,戊土逆升,少陽經脈降路壅阻,相火鬱蒸,故令病此。

病在筋而不在肉,故堅而不潰,潰而不斂,較之諸瘡,最難平復。而相火升炎,上熱日增,脾腎陽虧,下寒日劇。久而陽敗土崩,遂傷性命。非傷於血肉之潰,乃死於中氣之敗也。

法當培中氣以降陽明。肺胃右行,相火下潛,甲木榮暢而歸根,則瘡自平矣。

柴胡芍藥半夏湯

柴胡三錢　芍藥三錢　元參三錢　甘草二錢　半夏三錢　丹皮三錢　牡蠣三錢　鱉甲三錢

煎大半杯,熱服。

上熱甚者,加黄芩、地黄。血虚木燥,加首烏。腫痛,加貝母。

膿成,加桔梗。

癩風根原

癩風者,風傷衛氣而營鬱未盡泄也。衛性收斂,營性發揚,風傷衛氣,開其皮毛,風愈泄則衛愈閉,其性然也。衛閉則營血不得外發,於是鬱蒸而生裏熱。六日經盡,營熱鬱發,衛不能閉,則腫透皮毛,而見紅斑。斑發熱除,則病愈矣。若衛閉不開,斑點莫出,營熱内遏,藏府蒸焚,則成死證。

風以木氣而善疏泄,其衛氣之閉者,風泄之也,其衛氣之閉而終開者,亦風泄之也。初時感冒,經熱未盛,則氣閉而風不能泄。經盡之後,營熱蒸發,則風泄而氣不能閉,是以疹見。風有强弱之不同,氣有盛衰之非一,風强而氣不能閉,則斑點盡出,氣盛而風不能泄,則斑點全無。

若風氣相搏,勢力均平,風强而外泄,氣盛而内閉。風强則内氣不能盡閉,氣盛則外風不能盡泄,泄之不透,隱見於皮膚之内,是謂癮疹。氣之不透,泄鬱而爲癢。癢者謂之泄風,又曰脈風。泄風者,風之未得盡泄而遺熱於經脈之中也。泄風不愈,營熱内鬱,久而經絡蒸淫,肌肉腐潰,發爲痂癩,是名癩風。

肺司衛氣而主皮毛,衛氣清和,熏膚,充身,澤毛,若霧露之溉焉,則皮毛榮華。衛氣鬱閉,髮膚失其熏澤,故膚腫而毛落。肺竅於鼻,宗氣之所出入。宗氣者,衛氣之本,大氣之糰[1]而不行,積於胸中,以貫心肺而行呼吸者也。衛氣閉塞,則宗氣蒸瘀,失其清肅,故鼻柱壞也。

大凡温疫中風,發表透徹,红斑散布,毫髮無鬱,必無此病。

法宜瀉衛鬱而清營熱,決腐敗而生新血。經絡清暢,痂癩自平矣。

紫蘇丹皮地黄湯

蘇葉三錢　生薑三錢　甘草二錢　丹皮三錢　芍藥三錢　地

---

〔1〕摶　原作“搏”,據蜀本、《靈樞·五味》改。

黄三錢

煎大半杯,熱服。覆衣,取汗。

若不得汗,重用青萍發之,外以青萍熱湯熏洗,以開汗孔。汗後用破鬱行血之藥,通其經絡,退熱消蒸之劑,清其營衛,腐去新生,自能平愈。

但涼營瀉熱之品,久服則脾敗,當酌加薑、桂行經之藥,不至内泄脾陽,則善矣。

痔漏根原

痔漏者,手太陽之病也。手之三陽,自手走頭,足之三陽,自頭走足。手三陽之走頭者,清陽之上升也,足三陽之走足者,濁陰〔1〕之下降也。足三陽病則上逆而不降,手三陽病則下陷而不升。

《素問·氣厥論》:小腸移熱於大腸,爲虙瘕,爲沉痔。五行之理,升極必降,降極必升,升則陰化爲陽,降則陽化爲陰。水本潤下,足少陰以癸水而化君火者,降極則升也,火本炎上,手太陽以丙火而化寒水者,升極則降也。手太陽病則丙火下陷,不上升而化寒水,是以小腸有熱。五藏六府,病則傳其所勝,以丙火而化庚金,是以移熱於大腸。魄門處大腸之末,丙火傳金,陷於至下之地,是以痔生於肛也。

然病在於二腸,而究其根原,實因於脾。《素問·生氣通天論》:因而飽食,筋脈横解,腸澼爲痔。以過飽傷脾,脾氣困敗,不能消磨,水穀莫化,下趨二腸,而爲泄利。泄則脾與二腸俱陷,丙火陷於肛門,此痔病所由生也。

氣統於肺,而肺氣之降者,胃土之右轉也,血藏於肝,而肝血之升者,脾土之左旋也。凡經絡藏府之氣,皆受於肺,凡經絡藏府之血,皆受於肝。戊土一降,而諸氣皆降,己土一升,則諸血皆升,脾土濕陷,則肝木下鬱而血不上行,故脱失於大便。凝則爲虙瘕,流則爲沉痔。沉虙者,皆肝血之下陷,無二理也。

---

〔1〕陰　原作“陽”,諸本均同,形近之誤,據上文“清陽之上升也”、本書前後文例改。

《靈樞·邪氣藏府病形》:腎脈微濇,爲不月、沉痔。血流於後,則爲沉痔,血凝於前,則爲不月,不月即虚瘕也。《金匱》:少陽有寒者,其人下重便血,有熱者,必痔。痔與下重便血,皆丙火之下陷[1]。火衰而陷者,則下重便血而不痔,火未衰而陷者,則下重便血而痔生。要之痔家熱在魄門,而脾與小腸,無不寒濕。緣丙火不虚則不陷,陷則下熱而中寒。丙火上升而化寒水者,常也,下陷而不化寒水,是以生熱。陷而不升,故熱在魄門而不在腸胃也。

此病一成,凡遇中氣寒鬱,則火陷而痔發。無論其平日,即其痔發肛熱之時,皆其寒濕内作之會[2],而醫工不知也。經血陷流,習爲熟路,歲久年深,時常滴漏,則爲漏病,譬如器漏而水泄也。

茯苓石脂湯

茯苓三錢　丹皮三錢　桂枝三錢　芍藥四錢　甘草二錢　乾薑二錢,炒　赤石脂三錢　升麻一錢

煎大半杯,温服。

治痔漏腫痛下血。

肛熱加黄連,木燥加阿膠。

---

〔1〕下陷　原作"陷下",據閩本、集成本改。

〔2〕會　猶期也。《禮記·哀公問》:"不廢其會節。"

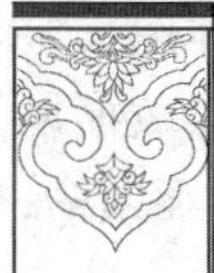

婦人之證，率與男子無殊，惟其經脈胎産三十六病，則與丈夫不同。其源流通塞，實資於調燮[1]，花萼長消，端賴於栽培。

降自後世，此義遂乖，傷[2]暘谷[3]之忽[4]寒，歎温泉之遽沍，泛桃花之巨浪[5]，決瓠子[6]之洪波，乃使春華易萎，秋實難成，胎傷卵破，女德無終，玉折蘭摧，婦怨何極！僕本恨人[7]，痛心在目，作婦人解。

婦人解

經脈根原

經脈者，風木之所化生也。人與天地相參也，與日月相應也。《靈樞經》語。男子應日，女子應月，月滿則海水西盛，魚腦充，蚌蛤實，經脈溢，月晦則海水東盛，魚腦減，蚌蛤虚，經脈衰。月有圓缺，陰有長消，經脈調暢，盈縮按時，月滿而來，月虧而止者，事之常也。

---

〔1〕調燮　調理也。《臨川集·和王微之登高齊》詩："風豪雨横費調燮，坐使鬓背爲黄台。"

〔2〕傷　《正韻》："傷，痛也。"

〔3〕暘（yáng 陽）谷　日所出處。《書·堯典》："分命羲仲宅嵎夷，曰暘谷。"

〔4〕忽　《爾雅·釋詁》："忽，盡也。"

〔5〕桃花之巨浪　即桃花浪。"桃花浪"，即桃花汛。《杜工部詩史補遺·春水》："三月桃花浪，江流復舊痕。"

〔6〕瓠子　地名。在河南濮陽縣南，亦稱瓠子口。漢武帝元光三年，河決於瓠子，漂害民居。

〔7〕恨人　失意抱恨之人。《文選·恨賦》："於是僕本恨人，心驚不已"。

金主收斂,木主疏泄,金斂而木不能泄,則過期不來,木疏而金不能斂,則先期而至,收斂之極,乃斷絶而不行,疏泄之甚,故崩漏而不止。木鬱或中變爲熱,水鬱則始終皆寒,其重者,亡身而殞命,其輕者,絶産而不生,非細故也。

其凝而不解者,水寒而木鬱也。腎肝陰旺,經脈凝冱,既堙鬱而腐敗,乃成塊而紫黑,調經養血之法,首以崇陽爲主也。

蓋經水之原,化於己土,脾陽左旋,温升而生營血,所謂中焦受氣取汁,變化而赤,是謂血也。《靈樞經》語。血藏於肝而總統於衝任,陰中陽盛,生意沛然,一承雨露,煦濡〔1〕長養,是以成孕而懷子。譬之於土,陽氣冬藏,水泉温煖,春木發揚,凍解冰消,暖氣升騰,故萬物生焉。使冬無地下之暖,雖有陽和司令,亦成寒谷不生矣。

後世庸工,全昧此理,滋陰涼血,伐瀉生陽,變膏腴之壤,作不毛之地,推後凋之木,爲朝華之草。目擊此風,良深永歎! 仲景垂温經一法,吹鄒子之煖律〔2〕,飄虞地之熏風〔3〕,古訓昭然,來者當熟復而詳味也。

閉結

經脈閉結,緣於肝木之鬱。血者,木中之津液也,木性喜達,木氣條達,故經脈流行,不至結濇,木氣鬱陷,發生不遂,則經血凝滯,閉結生焉。

乙木既陷,甲木必逆,乙木遏陷,温氣不揚,則生下熱,甲木衝

---

〔1〕濡　原作"嚅",音同之誤,據閩本、蜀本、集成本改。

〔2〕鄒子之煖律　指鄒衍吹律事。鄒衍,戰國·齊·臨淄人。深觀陰陽消息,著《終始》《大聖》等篇,共十餘萬言。《漢書·藝文志》陰陽家著録《鄒子》四十九篇、《鄒子·終始》五十六篇,皆不傳。《列子·湯問》:"鄒衍之吹律。"《注》:"北方有地,美而寒,不生五穀。鄒子吹律暖之,而禾黍滋也。"

〔3〕虞地之熏風　"虞",通"吴"。《詩·絲衣》:"不吴不敖。"《史記·孝武帝紀》作"不虞不敖。""地",原作"帝",諸本均同,音同之誤,據上下文義改。"熏風",和風,指初夏之東南風。《吕氏春秋·有始》:"東南曰熏風。"《注》:"巽氣所生,一曰清明風。""虞地之熏風",吴地吹來的和煖之風。

逆，相火不歸，則生上熱。經脈燔蒸而升降阻格，内無去路，則蒸發皮毛，泄而爲汗。汗出熱退，皮毛既闔而經熱又作。熱日作而血日耗，汗日泄而陽日敗，久而困憊尫羸，眠食廢損。人知其經熱之盛，而不知其脾陽之虚，誤以涼營瀉熱之藥投之，脾陽頹敗，速之死矣。其肝膽固屬燥熱，其脾腎則是濕寒，治當分别而調劑之，未可專用清涼也。

蓋木生於水而長於土，乙木之温，即脾陽之左升也。水寒土濕，木氣不達，抑鬱盤塞，則經脈不通。以其生氣失政而疏泄不行也，未有脾陽健運，木陷而血瘀者。其肝木之陷，咎在於脾，其膽木之逆，咎在於胃。己土不升，則戊土不降，中氣莫運，故四維不轉，非第肝膽之過也。若見其閉結，輒用開通，中氣已虧，再遭攻下，强者幸生，弱者立斃，十全二三，甚非良法也。

桂枝丹皮桃仁湯

桂枝三錢 芍藥三錢 丹皮三錢 桃仁三錢 甘草二錢 茯苓三錢 丹參三錢

煎大半杯，温服。

上熱，加黄芩。中寒，加乾薑。中氣不足，加人參。血塊堅鞕，加鱉甲、䗪蟲。脾鬱，加砂仁。

崩 漏

經脈崩漏，因於肝木之陷。肝木主生，生意暢遂，木氣條達，則經血温升，不至下泄。生意鬱陷，木氣不達，經血陷流，則病崩漏。

木氣疏泄，血藏肝木而不致疏泄者，氣舉之也。氣性降而血性升，氣降於下，又隨肝木而左升，血升於上，又隨肺金而右降。血之在上者，有氣以降之，血之在下者，有氣以升之，是以藏而不泄也。肝木鬱陷，升發不遂，氣愈鬱而愈欲泄。木欲泄而金斂之，故梗澀而不利，金欲斂而木泄之，故淋漓而不收。金能斂而木不能泄，則凝瘀而結塞，木能泄而金不能斂，則滂沛而横行。

其原全由於土敗。土者，血海之堤防也，堤防堅固，則瀾安而波平，堤防潰敗，故泛濫而傾注。崩者，堤崩而河決，漏者，堤漏而水滲也。緣乙木生長於水土,水旺土濕,脾陽陷敗,不能發達木氣,升舉經血,於是肝氣下鬱,而病崩漏也。後世庸醫崩漏之法,荒唐悖謬,何足數[1]也。

桂枝薑苓湯

甘草二錢　茯苓三錢　桂枝三錢　芍藥三錢　乾薑三錢　丹皮三錢　首烏三錢

煎大半杯,温服。

治經漏。

桂枝薑苓牡蠣湯

甘草二錢　茯苓三錢　桂枝三錢　芍藥三錢　乾薑三錢　丹皮三錢　首烏三錢　牡蠣三錢

煎大半杯,温服。

治血崩。

氣虚,加人參。

先期後期

先期者,木氣之疏泄,崩漏之機也,後期者,木氣之遏鬱,閉結之機也。其原總由於脾濕而肝陷,木氣鬱陷,不得發揚,則經血凝瘀,莫能通暢,無論先期後期,血必結澀而不利。

其通多而塞少者,木氣泄之,故先期而至。以經血上行,則血室不見其有餘,必月滿陰盈而後來,血陷則未及一月,而血室已盈,是以來早。其塞多而通少者,木不能泄,則後期而至。以木氣鬱遏,疏泄不行,期過一月,而積蓄既多,血室莫容,然後續下,是以來遲也。

桂枝薑苓湯

丹皮三錢　甘草二錢　茯苓三錢　首烏三錢　乾薑三錢　桂枝三錢　芍藥三錢

煎大半杯,温服。

〔1〕數　説也。《禮記·儒行》:"遽數之不能終其物。"

治經水先期。

薑苓阿膠湯

丹皮三錢　甘草二錢　桂枝三錢　茯苓三錢　乾薑三錢　丹參三錢　首烏三链　阿膠三錢

煎大半杯,温服。

治經水後期。

結瘀紫黑

經水結瘀紫黑,血室寒沍而凝濇也。血之爲性,温則行,寒則滯,滯久則堙鬱而腐敗,是以成塊而不鮮。此以土濕水寒,木氣鬱塞之故。庸工謂之血熱,據其木鬱生熱,而昧其水土之濕寒,禍世非小也。

苓桂丹參湯

丹皮三錢　甘草二錢　乾薑三錢　茯苓三錢　桂枝三錢　丹參三錢

煎大半杯,温服。

經行腹痛

經行腹痛,肝氣鬱塞而刑脾也。緣其水土濕寒,乙木抑遏,血脈凝濇不暢。月滿血盈,經水不利,木氣壅迫,疏泄莫遂,鬱勃衝突,剋傷脾藏,是以腹痛。

中氣不運,胃氣上逆,則見惡心嘔吐之證。血下以後,經脈疏通,木氣鬆和,是以痛止。此多絶産不生。温燥水土,通經達木,經調痛去,然後懷子。

其痛在經後者,血虛肝燥,風木剋土也。以經後血虛,肝木失榮,枯燥生風,賊傷土氣,是以痛作也。

苓桂丹參湯

丹皮三錢　甘草二錢　丹參三錢　乾薑三錢　桂枝三錢　茯苓三錢

煎大半杯,温服。

治經前腹痛。

歸地芍藥湯

當歸三錢　地黄三錢　甘草二錢　桂枝三錢　茯苓三錢　首烏三錢　芍藥三錢

煎大半杯,温服。

治經後腹痛。

熱入血室

經水適來之時,外感中風,發熱惡寒,七八日後,六經既遍,表解脈遲,熱退身涼而胸脇痞滿,狀如結胸,語言譫妄,神識不清,此謂熱入血室也。以少陽之經,下胸貫膈而循脇裏。少陽厥陰,表裏同氣,血藏於厥陰,熱入血室,同氣相感,自厥陰而傳少陽。甲木逆升,經氣不降,横塞胸脇,故狀如結胸。君相感應,相火升炎而爍心液,故作譫語。肝主血,心主脈,血行脈中,血熱則心病也。

蓋經下之時,血室新虚,風傷衛氣,衛氣閉斂,營鬱熱發,熱自經絡而入血室,勢所自然。宜清厥陰少陽之經,瀉熱而涼血也。

柴胡地黄湯

柴胡三錢　黄芩三錢　甘草二錢　芍藥三錢　丹皮三錢　地黄三錢

煎大半杯,温服。

表未解者,加蘇葉、生薑。

雜病根原

婦人之病,多在肝脾兩經。土濕木鬱,生氣不達,奇邪淫泆,百病叢生。而陽虚積冷者多,陰虚結熱者少,以其燥熱在肝膽,濕寒在脾腎。土濕木鬱而生表熱者,十之八九,土燥水虧而生裏熱者,百無一二也。

帶下

帶下者,陰精之不藏也。相火下衰,腎水澌寒,經血凝瘀,結於少腹,阻格陰精上濟之路,腎水失藏,肝木疏泄,故精液淫泆,流而爲帶。帶者,任脈之陰旺,帶脈之不引也。

五藏之陰精,皆統於任脈,任中陽秘,帶脈横束,環腰如帶,爲之收引,故精斂而不泄,任脈寒沍,帶脈不引,精華流溢,是謂帶下。水下泄則火上炎,故多有夜熱毛蒸,掌煩口燥之證。

而下寒上熱之原,則過不在於心腎,而在於脾胃之濕。蓋氣根於腎,坎之陽也,升於木火而藏於肺,血根於心,離之陰也,降於金水而藏於肝。金性收斂而木性生發,金隨胃降,收斂之政行,離陰下潛而化濁陰,是以氣涼而水暖,木從脾升,生發之令暢,坎陽上達而化清陽,是以血温而火清。陽不鬱則熱不生,陰不鬱則寒不作也。土濕則脾胃不運,陰陽莫交,陽上鬱而熱生於氣,陰下鬱而寒生於血。血寒,故凝澁而瘀結也。

仲景温經一湯,温中去濕,清金榮木,活血行瘀,誠爲聖法。至於瘀血堅凝,則用土瓜根散,精液滑泄,則用礬石丸,法更密矣。

温經湯

人參三錢　甘草二錢　乾薑三錢　桂枝三錢　茯苓三錢　丹皮三錢　當歸三錢　阿膠三錢　麥冬三錢　芍藥三錢　芎藭二錢　茱萸二錢　半夏三錢〔1〕

煎一杯,温服。

治婦人帶下,及少腹寒冷,久不受胎,或崩漏下血,或經來過多,或至期不來。

陰精流瀉,加牡蠣。瘀血堅鞕,加桃仁、鱉甲。

骨　蒸

骨蒸者,肝木之不達也。肝木生於腎水,陽根在水,春氣一交,隨脾土左升,則化肝木。木氣升發,和煦温暢,及臻〔2〕夏令,水中之陽,盡達於九天,則木化而爲火。木火生長,是以骨髓清涼,下熱

〔1〕半夏三錢　原脱,據蜀本、《金匱要略·婦人雜病脈證并治》補。

〔2〕臻　《説文》:"臻,至也。"

不生。水寒土濕,肝木不升,温氣下鬱,陷於腎水,則骨蒸夜熱,於是病焉,以腎主骨也。

肝木鬱陷而生下熱,則膽木衝逆而生上熱。肝木下陷,必剋脾土,膽木上逆,必剋胃〔1〕土。脾胃俱病,上不能容而下不能化,飲食減損,肌〔2〕肉消瘦,淹滯〔3〕纏綿,漸至不起。

庸醫不解,以爲陰虚,率以滋陰瀉熱之劑,愈敗土氣。土敗陽傷,無有不死也。是宜燥土暖水,升達木氣。木鬱條達,熱退風清,骨蒸自愈。原非陰虚血熱之證,清涼之品,未可過用以伐中氣也。

苓桂柴胡湯

茯苓三錢　甘草二錢　丹皮三錢　桂枝三錢　芍藥三錢　柴胡三錢　半夏三錢

煎大半杯,温服。

熱蒸不減,加生地、黄芩。蒸退即用乾薑、附子,以温水土。

胎 姙 解

胎姙者,土氣所長養也。兩精相搏,二氣妙凝,清升濁降,陰陽肇基。血以濡之,化其神魂,氣以煦之,化其精魄。氣統於肺,血藏於肝,而氣血之根,總原於土。土者,所以滋生氣血,培養胎姙之本也。木火以生長之,金水以收成之,土氣充用,四維寄旺,涵養而變化之,五氣皆足,十月而生矣。

土衰而四維失灌,藏氣不厚,則木不能生,生氣不厚,則火不能長,長氣不厚,則金不能收,收氣不厚,則水不能成。生長之氣薄,則胎不發育,收成之氣薄,斯胎不堅完。木火衰乃傷墮於初結之月,金水弱乃殞落於將成之時。

血生於木火,氣化於水金,而土則四象之中氣也,故養胎之要,首在培土。土運則清其火金而上不病熱,暖其水木而下不病寒。

〔1〕胃　原作"戊",諸本均同,據上文"必剋脾土"、下文"脾胃俱病"改。
〔2〕肌　原作"朋",形近之誤,據閩本、蜀本、集成本改。
〔3〕淹滯　久留也。《孟浩然集·峴山送朱大去非遊巴東》詩:"去矣勿淹滯,巴東猿夜吟。"

木温而火清，則血流而不凝也，金涼而水〔1〕暖，則氣行而不滯也，氣血環抱而煦濡之，形神鞏固，永無半產之憂矣。

結 胎

胎姙之結，生長資乎木火，收成藉乎金水。土者，四象之母，其絪緼變化，煦濡滋養，全賴乎土。脾以己土而主升，升則化陽而善消，胃以戊土而主降，降則化陰而善受。胎之初結，中氣凝蹇，升降之機，乍而堙鬱，冲和之氣，漸而壅滿。其始胃氣初鬱，滋味厭常而喜新。及其兩月胎成，則胃氣阻逆，惡心嘔吐，食不能下。遲而中氣迴環，胃土續降，然後能食。

胃土降，則心火下行而化水，脾土升，則腎水上交而化火，胎氣在中，升降不利，乃水偏於下潤而火偏於上炎。水潤下者，火不交水而坎陽虚也，火炎上者，水不濟火，而離陰弱也，是故姙娠之證，下寒而上熱，姙娠之脈，尺微而寸洪。仲景《金匱》：婦人得平脈，陰脈小弱，其人渴，不能食，無寒熱，名姙娠。寸爲陽，尺爲陰，陰脈小弱者，尺之微也。《素問·平人氣象論》：婦人手少陰脈動甚者，姙子也。手少陰之經，循臑内後廉，而走小指，脈動在神門，神門，在掌後鋭骨之中。雖非寸口，然太陰之左寸，亦可以心候，神門脈動者，寸口必動。手少陰脈動者，寸之洪也。推之，左寸脈動者，右寸必動，男胎動於左寸，女胎〔2〕動於右寸，亦自然之理也。十九難：男脈在關上，女脈在關下。男子寸大而尺小，女子寸小而尺大者，常也。

胎氣一結，虚實易位，大小反常，緣於中氣之壅阻也。陰陽鬱格，最易爲病，法宜行鬱理氣爲主，未可遽用填補之劑也。

豆蔻苓砂湯

白蔻一錢，生，研　杏仁二錢　甘草一錢　砂仁一錢，炒，研　芍藥二錢　丹皮三錢　茯苓三錢　橘皮一錢

---

〔1〕水　原作“氣”，諸本均同，據上文“木温而火清”改。

〔2〕胎　原作“脈”，諸本均同，形近音近之誤，據上文“男胎動於左寸”改。

煎大半杯,温服。

治胎孕初結,惡心嘔吐,昏暈燥渴。

證緣中氣鬱阻,胃土不降,以此開鬱降濁,清膽火而行肝血。内熱加清涼之味,内寒加温暖之品,酌其藏府陰陽而調之。

墮胎

胎之結也,一月二月,木氣生之,三月四月,火氣長之,五月六月,土氣化之,七月八月,金氣收之,九月十月,水氣成之,五氣皆足,胎完而生矣。而土爲四象之母,始終全藉乎土,土中陽旺,則胎氣發育,十月滿足,不至於墮。

蓋胎妊之理,生發乎木火,收藏於金水,而四象之推遷,皆中氣之轉運也。陽蟄地下,左旋而化乙木,和煦温暢,萬物資生者,己土之東升也,陰凝天上,右轉而化辛金,清涼肅殺,萬寶告成者,戊土之西降也。木升火化而胎氣暢茂,金降水生而胎氣堅完。生長之氣衰,則胎墜於初結,收成之力弱,則胎殞於將完,其實皆土氣之虚也。土生於火而剋於木,火旺則土燥而木達,火衰則土濕而木鬱。乙木鬱陷,而剋己土,土氣困敗,胎妊失養,是以善墮。

胎妊欲墮,腰腹必痛,痛者,木陷而剋土也。木生於水而長於土,土濕水寒,乙木乃陷。三十六難:命門者,諸精神之所舍,原氣之所係,男子以藏精,女子以繫胞。命門陽敗,腎水澌寒,侮土滅火,不生肝木,木氣鬱陷,而賊脾土,此胎孕墮傷之原也。

薑桂苓參湯

甘草二錢 人參三錢 茯苓三錢 乾薑三錢 桂枝三錢 丹皮三錢

煎大半杯,温服。

腹痛,加砂仁、芍藥。

胎漏

結胎之後,經水滋養子宫,化生血肉,無有贏餘,是以斷而不行,其胎結而經來者,必有瘀血阻格。緣胎成經斷,血室盈滿,不復流溢。肝脾陽弱,莫能行血,養胎之餘,易致堙瘀。瘀血蓄積,阻礙經絡,胎妊漸長,隧道壅塞。此後之血,不得上濟,月滿陰盈,於是下漏。按其胎之左右,必有癥塊。或其〔1〕平日原有宿癥,亦能致此。

若内無瘀血,則是肝脾下陷,經血亡脱,其胎必墮。若血下而腹痛者,則是胞氣壅礙,土鬱木陷,肝氣賊脾也,《金匱》名爲胞阻。

宜疏木達鬱,而潤風燥,其漏血腹痛自止。

桂枝地黄阿膠湯

甘草二錢　地黄三錢　阿膠三錢　當歸三錢　桂枝三錢　芍藥三錢　茯苓三錢　丹皮三錢

煎大半杯,温服。

治妊娠下血〔2〕腹痛者。

桂枝茯苓湯

桂枝三錢　茯苓三錢　甘草二錢　丹皮三錢　芍藥三錢　桃仁三錢

煎大半杯,温服。

治妊娠下血,癥塊連胎者。

輕者作丸,緩以消之。

産後根原

産後血虚氣憊,諸病叢生,病則永年畢世,不得平復。彌月之後,氣血續旺,乃可無慮。蓋妊娠之時,胎成一分,則母氣盗泄一分,胎氣漸成,母氣漸泄,十月胎完,而母氣耗損十倍。尋常不過數胎,而人已衰矣。母氣傳子,子壯則母虚,自然之理也。

但十月之内,形體雖分,而呼吸關通,子母同氣,胎未離腹,不覺其虚。及乎産後,胎妊已去,氣血未復,空洞虚豁,不得充灌,動即感傷,最易爲病。胎時氣滯血瘀,積瘀未盡,癥瘕續成者,事之常

〔1〕其　原作"有",據閩本、集成本改。

〔2〕下血　原作"血下",據閩本、蜀本、集成本改。

也。氣血虧乏,脾虚肝燥,鬱而剋土,腹痛食減者,亦復不少。而痙、冒、便難,尤爲易致,是謂産後三病。

血弱經虚,表疏汗泄,感襲風寒,是以病痙。痙者,筋脈攣縮,頭摇口噤,項强而背折也。氣損陽虧,凝鬱内陷,羣陰閉束,是以病冒。冒者,清氣幽埋,不能透發,昏潰而迷罔也。津枯腸燥,陰凝氣結,關竅閉澀,是以便難。便難者,糟粕艱阻,不得順下,原於道路之梗塞,非關陽旺而火盛也。

總之,胎氣生長,盗泄肝脾,土虚木賊,爲諸病之本。土氣不虧,不成大病也。

桃仁鱉甲湯

桃仁三錢 鱉甲三錢 丹皮三錢 丹參三錢 桂枝三錢 甘草二錢

煎大半杯,温服。

治瘀血蓄積,木鬱腹痛者。

内熱,加生地。内寒,加乾薑。

桂枝丹皮地黄湯

桂枝三錢 芍藥三錢 甘草二錢 丹皮三錢 地黄三錢 當歸三錢

煎大半杯,温服。

治脾虚肝燥,木鬱剋土,腹痛食減,渴欲飲水者。

氣虚,加人參。水寒土濕,加乾薑、茯苓。

桂枝栝蔞首烏湯

桂枝三錢 芍藥三錢 栝蔞根三錢 首烏三錢 生薑三錢 大棗三枚 甘草二錢

煎大半杯,温服。

治風傷衛氣,而病柔痙,發熱汗出者。

葛根首烏湯

桂枝三錢 芍藥三錢 甘草二錢 葛根三錢 麻黄一錢 首烏三錢 生薑三錢 大棗三枚

煎大半杯,温服。

治寒傷營血而病剛痓,發熱無汗者。

桂枝茯苓人參湯

人參三錢　甘草二錢　茯苓三錢　桂枝三錢　生薑三錢　大棗三枚

煎大半杯,温服。

治陽虚鬱冒。

蓯蓉杏仁湯

甘草二錢　杏仁二錢　白蜜一兩　肉蓯蓉三錢

煎大半杯,入白蜜,温服。

治津虧木燥,大便艱難。

薑桂苓砂湯

茯苓三錢　甘草二錢　乾薑三錢　桂枝三錢　芍藥三錢　砂仁一錢

煎大半杯,入砂仁末,温服。

治飲食不消。

黄先生醫書八種後跋〔1〕

黄氏醫書，向止〔2〕刻四種〔3〕，見常州張氏〔4〕《宛鄰叢書》中，近聞版亦燬〔5〕，餘四種，無刻本。道光戊戌〔6〕，閔在南昌，從包慎伯年丈〔7〕假得鈔本，與陳廣夫三兄各僦〔8〕人謄出，同學中遂多有寫本矣。

頃客閩學使〔9〕徐侍郎〔10〕，幕攜八種在篋〔11〕。談次及之，侍郎於黄氏素有元賞，又濟世壽民之念，隨在涌溢，不能自已，盡付剞劂，以廣流傳。又念按臨各屬，不能攜校，同事黄學博元坤，深於此事，遂留之署中，屬專校讎，一再審定，致爲不苟。攷張刻四種，即有譌敓〔12〕，寫存之本，舛互益甚。長沙二書，黄氏移易舊第，彌費尋繹。學博既詳，覆之侍郎，又精勘之。雖掃葉拂塵，昔人所歎，然大體完善矣。回思昔日傳鈔之勞，一旦海内人得佳本，玉楸之道昌，靈蘭之術正，侍郎之盛心，不可及也已。

江右楊希閔鐵傭謹跋

---

〔1〕黄先生醫書八種後跋　原不載，據閩本補。

〔2〕止　僅也。《詩·周南·關雎》《序箋》："今謂此序，止是關雎之序。"

〔3〕四種　《四聖心源》《傷寒懸解》《長沙藥解》《素靈微藴》。

〔4〕常州張氏　陽湖張琦。清陽湖縣屬常州府。

〔5〕燬（huǐ 毁）　《字彙》："燬，火焚壞也。"

〔6〕道光戊戌　道光十八年戊戌，即公元一八三八年。

〔7〕伯年丈　"伯年"，猶"年伯"。"伯年丈"，對父輩之尊稱，不問是否同年。

〔8〕僦　僱也。《説文》："僦，賃也。"

〔9〕學使　即提督學政。由翰林官及進士出身之部院官中選派，三年一任，掌管各省學校生員考課升降之事。

〔10〕徐侍郎　徐受衡，字樹銘。

〔11〕幕攜八種在篋　"幕"，鬼谷子《權篇》："幕，謂所懸係時日多也。""攜"，接連也。《史記·天官書》："杓攜龍角。""篋"，《集韻》："篋，與匧同。"《説文》："篋，匧藏也。""幕攜八種在篋"，早有刻刊《黄氏醫書八種》之心。

〔12〕敓（duó 奪）　"奪"本字。《説文》段《注》："此是争敓正字，後人叚奪爲敓，奪行而敓廢矣。"

清・黄元御 撰

四聖懸樞

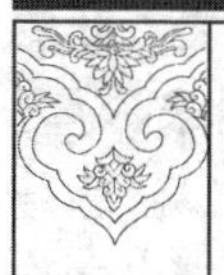

天未嘗有生而無殺，或以兵荒，或以疫癘。殺之自天，於人何尤〔1〕，然此雖天之過乎，抑亦人之罪焉。兵荒未必殺人，世無良相也，疫癘未必殺人，世無良醫也。相而不良其罪小，醫而不良其罪大。

魏晉以來，至於今日，疫癘之殺人多矣。其書數十百部，其徒數千百人，病則家不得免，藥則户不能逃。最可恨者，小兒之痘疹，即大人之疫癘，愚妄不以爲歲氣，而以爲胎毒。哀此百萬生靈，既困天災，復加人禍，民有兩死而無一生，吁〔2〕其悲矣！天地不仁，不過以百姓爲芻狗〔3〕，愚妄不仁，遂至以蒼生爲魚肉，此怨天乎？抑尤人乎？仲景先師，創内外感傷之法，而未言疫癘。其言之彰明而較著者，人猶有未解，況其未言者與〔4〕，何怪於羣兒之訛謬耶。

僕於己巳春初，草《四聖懸樞》，析温疫痘疹之義，辛未六月，筆削〔5〕於清江河院暑中。四部俱成，傷寒之義元〔6〕矣，疫癘之義，元之又元。

慨夫！上士十載悟玄，下士見之大笑，以爲尚白。

---

〔1〕尤　《文選·長笛賦序》：“尤，過也，責也。”《説文》：“尤，罪也。”意爲罪過。

〔2〕吁　歎詞。《書·堯典》：“帝曰：吁，嚚訟，可乎？”

〔3〕芻（chú 除）狗　“芻”《禮記·祭統》：“芻，草也。”“芻狗”，草與狗也。《老子》：“天地不仁，以萬物爲芻狗，聖人不仁，以百姓爲芻狗。”

〔4〕與　《集韻》：“與，通作歟。”《史記·禮書》：“不可勉與！”

〔5〕筆削　古以竹簡記載文字，遇有訛誤，則以刀削之，並用筆改正之，因謂修改文字爲筆削。《史記·孔子世家》：“孔子爲《春秋》，筆則筆，削則削，子夏之徒，不能贊一辭。”

〔6〕元　通“圓”。“圓”，完整也。《吕氏春秋·審時》：“其粟元而薄糠。”

其於閎[1]意眇[2]旨,元而白之,其於沉辭浮藻,白而元之。此黑之懸[3],彼白之募[4],是墨以爲明而狐以爲蒼也。楊朱[5]之弟,黑出而白入,其狗吠焉,楊朱之狗,黑往而白來,其弟怪焉,慈蒼黄之未變[6],又黑白之不分,世無楊朱之弟矣,世亦並無楊朱之狗也。往有楚士而官於齊者,聚書數車,襲故紙以談岐黄,覽兹玄解,胡盧[7]而笑。吳牛之喘,未見月也,蜀犬之吠,未見日也,吾安得進[8]吳蜀之犬牛,登泰嶽,凌[9]清浮[10],與之抑日月之光華哉!

昔子雲[11]草《玄》[12]侯芭[13]從而受業,桓譚[14]以爲絶倫。今宇内[15]之大,諒必有侯桓其人,吾將藏之深山,虚坐[16]以待矣。

壬申十月昌邑黄元御

---

〔1〕閎(hóng 宏)《集韻》:"閎,閎廓深遠也。"

〔2〕眇(miǎo 秒) 通"妙"。《漢書·儒林傳》:"嚴然總五經之眇論。"

〔3〕懸 遠也。《南齊書·陸厥傳》:"一人之思,遲速天懸。"

〔4〕募 招之使來也。《後漢書·光武紀》:"招募猛士。"引申爲近意。

〔5〕楊朱 戰國魏人,字子居。其説重在愛己,不以物累,不拔一毛以利天下,與墨子兼愛之説相反。

〔6〕變(biàn 辨)《韻會》:"變,正也。"

〔7〕胡盧 笑貌。《孔叢子·抗志》:"衛君乃胡盧大笑。"

〔8〕進 《釋名·釋言語》:"進,引也。引而前也。"

〔9〕凌 原作"淩",據蜀本、集成本及前後文義改。"凌",迫近也。如"凌晨"、"凌曉"等。

〔10〕清浮 天空也。《文選·爲曹洪與魏文帝書》:"陵厲清浮,顧眄千里。"

〔11〕子雲 漢代楊雄,字子雲。

〔12〕玄 指《太玄經》。

〔13〕侯芭 漢鉅鹿人,從揚楊受《太玄》《法言》。雄卒,爲起墳,心喪三年。

〔14〕桓譚 東漢沛國相人,字君山。好音樂,徧習五經,精天文,光武朝官拜議郎給事中。光武信讖緯,譚極言其非,帝怒,出爲六安郡丞,赴任途中病卒。著《新論》二十九篇。

〔15〕宇内 "内"原作"宙",據蜀本、集成本改。"宇内",猶言天下。《韓非子·解老》:"宇内之物,恃之以成。"

〔16〕虚坐 謂其人雖不在,但爲之設空位,以示敬意。《三國志·吴書》:"魏文帝常爲翻設虚坐。"

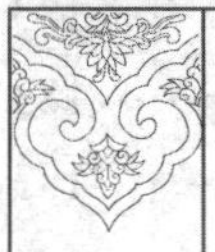

四聖懸樞目録

四聖懸樞卷一

昌邑黄元御坤載著

時分冬夏,病殊寒温,氣候不同,感傷亦異。傷寒著於仲景,温病闡於岐伯,各有妙解,水火判然。自叔和混熱病於傷寒,傷寒之理,既永晦於千古,温病之義,亦長訛於百代。後世庸工紛起,殺運宏開,當鼓橐吹鑪之際,何須覆鼎,值焦頭爛額之秋,那堪入甕。横覽夭枉,愴恨實多,作温病解。

温病解第一

温病名義

秋冬感冒,名曰傷寒,春夏感冒,名曰温病。病於春者謂之温,病於夏者謂之熱,温熱同病,因時異名,《素問·熱論》:先夏至日者爲病温,後夏至日者爲病暑是也。四時之候,秋涼冬寒,春温夏熱,約而言之,不過陰陽,陰陽之氣,不過寒熱。寒盛於冬,熱盛於夏,秋之涼者,將寒而未寒也,春之温者,將熱而未熱也。感於冬者,謂之傷寒,感於夏者,謂之病熱,感秋之涼,輕於傷寒,而實傷寒之屬也,感春之温,輕於病熱,而實病熱之屬也。故秋冬之感證,統曰傷寒,春夏之感證,統曰熱病。仲景之言傷寒,兼秋月之傷涼也,《素問》之言熱病,兼春月之病温也。

附岐伯温義

《素問·熱論》:黄帝問曰:今夫熱病者,皆傷寒之類也,或愈或死,其死皆以六七日之閒,其愈皆以十日以上者,何也?

熱病者,傷寒之類,非傷寒也。

岐伯對曰:人之傷於寒也,則爲病熱,熱雖甚不死,其兩感於寒而病者,必不免於死。

外感之病,統曰傷寒,而其中實有風寒之分。春温夏熱,皆感風邪,而曰傷寒者,感病之總名也。上文曰:熱病者,傷寒之類,則温熱非由傷寒甚明。

人之春夏感傷,風泄其衛,衛閉而遏營血,則爲病熱。熱雖至甚,而經盡陰復,不至於死。其陽亢陰枯,外被邪客,而表裏雙傳,一日兩經,是謂兩感。精液消亡,必不免於死也。

帝曰:願聞其狀。岐伯曰:傷寒一日,巨陽受之,巨陽者,諸陽之屬也,故爲諸陽主氣也,其脈連於風府,故頭項痛,腰脊强。二日陽明受之,陽明主肉,其脈挾鼻絡於目,故身熱目痛而鼻乾,不得臥也。三日少陽受之,少陽主膽,其脈循脇絡於耳,故胸脇痛而耳聾。三陽經絡,皆受其病,而未入於藏者,故可汗而已。

足之三陽,自頭走足。傷寒一日,太陽受之,太陽者,諸陽之所屬也,故爲諸陽主氣也。太陽行身之後,其脈自頭下項,挾脊抵腰,連於督脈之風府。邪自風府而入,客於太陽之經,故頭項痛,腰脊强。二日陽明受之,陽明行身之前,其脈挾鼻絡於目,故目痛鼻乾。三陽之氣,皆隨陽明下行,陽氣蟄藏則善寐,陽明上逆,陽升而火泄,故身熱而不臥。三日少陽受之,少陽行身之側,其脈從耳下頸,自胸貫膈,而循脇裏,故胸脇痛而耳聾。三陽經絡,皆受其病,而未入於三陰之藏者,經鬱熱發,汗之開其皮毛,經熱外瀉,則病愈矣。

四日太陰受之,太陰脈布胃中絡於嗌,故腹滿〔1〕而嗌乾。五日少陰受之,少陰脈貫腎絡於肺,繫舌本,故口燥舌乾而渴。六日厥陰受之,厥陰脈循陰器而絡於肝,故煩滿而囊縮。

足之三陰,自足走胸。四日太陰受之,太陰行身之前,其脈入

〔1〕腹滿 其下原衍"脹"字,諸本均同。據王注本《素問·熱論》、《素問懸解·熱論》、本節黄解删。

腹絡胃,上膈挾咽,故腹滿而嗌乾。五日少陰受之,少陰行身之後,其脈貫脊屬腎入肺,而繫舌本,故口燥舌乾而渴。六日厥陰受之,厥陰行身之側,其脈過陰器,抵少腹,挾胃屬肝絡膽,故煩滿而囊縮。太陰曰脈布胃中,少陰曰脈貫腎,厥陰曰脈絡於肝,是三陰之病,皆入於藏也。

其不兩感於寒者,七日巨陽病衰,頭痛少愈,八日陽明病衰,身熱少愈,九日少陽病衰,耳聾微聞,十日太陰病衰,腹減如故,則思飲食,十一日少陰病衰,渴止不滿,舌乾已而嚏,十二日厥陰病衰,囊縱,少腹微下。大氣皆去,病日已矣。

六日而六經俱盡,六日而六經俱解,所謂其愈皆以十日以上也。

帝曰:治之奈何?岐伯曰:治之各通其藏脈,病日衰已矣。其未滿三日者,可汗而已,其已滿三日者,可瀉而已。

府亦稱藏,《素問·十二藏相使論》[1]:十二藏之貴賤相使是也。五藏六府皆受病矣,各通其藏脈,是何藏府之病,即鍼通其何藏府之脈也。其未滿三日者,所謂三陽經絡,皆受其病,而未入於藏,故可汗而已。其已滿三日者,已入於藏,故可瀉而已。汗瀉俱是刺法,詳見刺熱篇。

《靈樞·熱病》:熱病三日,而氣口静,人迎躁者,取之諸陽,五十九刺,以瀉其熱而出其汗,實其陰以補其不足。瀉之則熱去,補之則汗出。熱病陽有餘而陰不足,故瀉其陽以補其陰。其在三陽,而未入藏者,熱邪尚淺,補其經中之陰,則汗自出。其在三陰,而已入於藏者,熱邪已深,非泄其藏中之陽,則熱不去。温熱之病,所以不死者,藏陰之未亡也。已入藏而不泄,則藏陰亡矣,故用瀉法。

帝曰:其兩感於寒者,其脈應與其病形何如?岐伯曰:其兩感於寒者,病一日巨陽與少陰俱病,則頭痛口乾而煩滿,二日陽明與

---

[1]《素問·十二藏相使論》　即王注本《素問·靈蘭秘典論》。黄氏據宋代林億等《素問》新校正引隋代全元起本《素問》此篇原名改。詳見《素問懸解·十二藏相使論》題註。

太陰俱病,則腹滿身熱,不欲食,譫語,三日少陽與厥陰俱病,則耳聾囊縮而厥〔1〕,水漿不入,不知人,六日死。三陰三陽、五藏六府皆受病,營衛不行,五藏不通,則死矣。帝曰:五藏已傷,六府不通,營衛不行,如是之後六日乃死,何也?岐伯曰:陽明者,十二經脈之長也,其血氣盛,故不知人,三日其氣乃盡,故死矣。

兩感者,陽强不密,陰氣衰絶。其太陽之寒,隨少陰而化熱,太陰之濕,隨陽明而化燥,厥陰之風,隨少陽而化火,故一日之内,兩經俱病。以其表裏同氣,故感應神速,三日六經俱病,再三日,而陽明之氣全消,是以死也。

附仲景温義

仲景《傷寒》:太陽病,發熱而渴,不惡寒者,爲温病。若發汗已,身熱灼者,名曰風温。風温爲病,脈陰陽俱浮,自汗出,身重,多眠睡,鼻〔2〕息必鼾,語言難出。若被下者,小便不利,直視失溲。若被火者,微發黄色,劇則如驚癇,時瘈瘲,若火熏之。一逆尚引日,再逆促命期。

傷寒陽乘陰位,衛氣内鬱,則發熱,熱傳陽明,金土枯燥,則作渴,陰乘陽位,營氣外閉,則惡寒,故太陽傷寒,未傳陽明,則有寒熱而無渴證。若病在太陽,發熱作渴,而不惡寒,此非傷寒,是謂温病。温病之家,陽盛陰虚,津血枯槁,最忌汗、下、火攻。若發汗亡陰,身熱如灼,火烈風生,名曰風温。風温爲病,陽亢陰絶,其脈尺寸俱浮。毛蒸裏〔3〕泄,常自汗出。清氣消亡,身體重濁。膽熱傳胃,土困則〔4〕多眠睡。鼻〔5〕息粗重,必作鼾聲。機關燥澀,語言

---

〔1〕厥　其下原衍"而"字,據蜀本、集成本、王注本《素問·熱論》、《素問懸解·熱論》删。

〔2〕鼻　原脱,據蜀本、集成本、《傷寒論·辨太陽病脈證并治上》、《傷寒懸解》卷十三補。

〔3〕裏　猶理也。《荀子·解蔽》:"而宇宙裏矣。"《注》:"裏,當作理。"

〔4〕則　原脱,據蜀本、集成本補。

〔5〕鼻　原脱,據本節經文、蜀本、集成本補。

難出。是皆誤汗之證也。若被下者,亡其腎陰,小便不利。血枯金燥,直視不轉。風木疏泄,溲溺遺失。是皆誤下之證也。若被火者,病微則肌肉熏蒸,而發黄色。病劇則水枯木燥,肝膽失營,魂氣震盪,形如驚癇。筋脈伸縮,時作瘈瘲。肌膚焦黑,色若煙熏。是皆誤火之證也。凡若汗、若下、若火,皆爲逆治。一逆尚延引其時日,再逆則催促其命期矣。

温病根原

《素問·陰陽應象論》〔1〕:冬傷於寒,春必病温。生氣通天論:陰陽之要,陽秘乃固,陽强不能密,陰氣乃絶。陰平陽秘,精神乃治,陰陽離決,精氣乃絶。因於露風,乃生寒熱。是以冬傷於寒,春必病温。金匱真言論:夫精者,身之本也,故藏於精者,春不病温。

四時之氣,春生夏長,秋收冬藏。木火旺於春夏而司生長,金水旺於秋冬而司收藏。而金水之所以收藏者,則精魄之能也。精以至陰而主藏,魄者精之始基,但能收而未能〔2〕藏,是以蟄藏之職,獨歸於精。藏氣得令,相火蟄封,腎精温暖,是謂陽密。少陰癸水與太陽壬水,兩相表裏,皆主蟄藏。癸水之藏,以其温也,壬水之藏,以其寒也。五行之氣,熱則發宣,寒則凝閉,癸水之温而善藏者,壬水之寒而善閉也。

人於冬時,宜順寒水之令,以藏陽氣。陰精失藏,相火泄露,陽根不密,是謂冬傷於寒。冬傷於寒者,傷其寒水蟄藏之令氣也。相火升炎,久而彌盛,春氣一交,陽根盡泄,變木爲火,化温成熱,是以春月而行夏令也。天時之寒暄莫定,人竅之啟閉無常,一遭風露侵淩,温病作矣。春時不病,至夏而感,是謂熱病。冬時不病者,寒水司氣,雖蟄藏失政,而經絡藏府之熱,究未如春

〔1〕《素問·陰陽應象論》　即王注本《素問·陰陽應象大論》。《素問懸解·陰陽應象論》題註曰:"大論俱在五運六氣,此無其例",黄氏因改。四氣調神大論,亦因此改作"四氣調神論"。

〔2〕能　原脱,據蜀本、集成本補。

夏之盛也。

病原同異

温病之原,起於冬不藏精,傷其寒水之令,故春夏病感,必是内熱。但冬傷於寒,春夏必病温熱,而春夏之温熱,不必皆冬傷於寒。其冬傷於寒而病温熱者,自是内熱,其不冬傷於寒而病温熱者,未可定謂之内熱也。病與温疫相同,而法亦無殊。其營鬱熱發,而又病於春夏之閒[1],固無入藏生寒,用四逆、真武之證。然燥渴飲冷,積水不消者,亦未嘗少,此皆不可用涼瀉之法也。

風寒異邪

四時感傷之因,有風有寒。寒者,天地之陰氣,風者,天地之陽氣。陽主開,陰主闔,傷於寒者,皮毛開而寒束之,故竅閉而無汗,中於風者,皮毛閉而風泄之,故竅開而有汗。

氣統於肺,金性清涼而降斂,血司於肝,木性温暖而升發,肺氣清降則竅闔,肝血温升則竅開。人之汗孔,秋冬則闔者,氣清而斂之也,春夏則開者,血温而發之也。秋冬竅闔,而有時偶開,則寒氣傷之,春夏竅開,而有時偶閉,則風氣中之。此四時之邪感傷之因也。

營衛殊傷

肺藏衛氣,肝藏營血,寒則傷營而不傷衛,以衛氣肅静,孔竅闔而寒莫由入,是以不傷。唯血温而竅開,乃傷於寒。風則傷衛而不傷營,以營血蒸動,孔竅開而風隨汗解,是以不傷,唯氣涼而竅闔,乃傷於風。

然寒傷營血,而病則在衛,以營性升發,一被寒邪,闔其皮毛,則營愈欲發,外乘陽位,而束衛氣,故衛閉而惡寒。風傷衛氣,而病

---

〔1〕閒　原作"夫",據蜀本、集成本改。

則在營,以衛性降斂,一被風邪,開其汗孔,則衛愈欲斂,内乘陰位,而逼營血,故營鬱而爲熱。

胃爲戊土,乃衛氣變化之原,傷寒之病,戊土與金水受之。金水司氣,隨戊土而下降,以陽體而胎陰魄,故氣常清降而外斂。傷寒而氣反内鬱,是以病在氣分。脾爲己土,乃營血滋生之本,中風之病,己土與木火受之。木火主血,隨己土而上升,以陰體而抱陽魂,故血常温升而内發。中風而血不外達,是以病在血分。

氣清而孕水,故氣病則寒盛,而爲傷寒,血温而孕火,故血病即熱盛,而爲温病。秋冬之感,皆是傷寒,其時非必無風,中於風者,便是秋冬之温病,春夏之感,皆是中風,其時非必無寒,傷於寒者,便是春夏之寒病。究竟秋冬寒多而風少,故往往病寒,春夏寒少而風多,故往往病温,時令不同也。

傳經大凡

一日一經,六日經盡,凡諸感病之大凡也。若傷寒,若中風,若温病、熱病,若温疫、寒疫,若痘病、疹病,無不皆然。但温熱必傳藏府,餘則病由外感,原無内熱,不必定傳藏府耳。程氏郊倩謂温病傳經,傷寒中風不傳經,其論全非。唯兩感之家,一日兩經,則温熱之所獨有,而諸感病之所無也。

太陽經證

頭痛熱渴

太陽以寒水主令,手太陽以丙火而化氣於寒水,陰盛則壬水司氣而化寒,陽盛則丙火違令而化熱,故太陽以寒水之經,而易於病熱。

温病之家,冬不藏精,相火升泄,傷其寒水閉蟄之氣,火旺水虧,由來已久。及其春夏病感,衛陽閉秘,營熱鬱隆,寒水之氣愈虧。故受病之一日,即發熱作渴,而不惡寒也。

太陽在六經之表,故感則先病。其經自頭下項,行身之背,故頭項痛而腰脊强。肺主衛,肝主營,而總統於太陽。太陽之經,在皮毛之部,營衛者,皆皮毛之所統轄也。

温病衛閉而營鬱,法當清營熱而瀉衛閉。一日之初,衛閉已見,營熱方生,故一日太陽之治,宜涼金補水,而開皮毛,不易之法也。

玄〔1〕霜丹

浮萍三錢　麥冬三錢　甘草二錢,炙　元參三錢　丹皮三錢　芍藥三錢　生薑三錢,切　大棗三枚,劈

流水五杯,煎大半杯,熱服,覆衣,飲熱稀粥,取少汗。

治一日太陽温病,頭項痛,腰脊强,發熱作渴。

陽 明 經 證

目痛鼻乾

陽明以燥金主令,足陽明以戊土而化氣於燥金,太陰勝則陽明化氣而爲濕,陽明勝則太陰化氣而爲燥,故陽明之經,易於病燥。

温病冬水失藏,相火升炎,胃津既涸,脾精亦亡,太陰之濕,久化陽明之燥。春夏病感,衛陽遏閉,營熱鬱發,土焦金燔,燥氣愈甚。其經挾鼻絡目,行身之前,故目痛鼻乾,而身熱不臥。

陽莫盛於陽明,燥熱在經,不得泄路,遲則胃府積熱,因表鬱而内應。府熱一作,藏陰漸枯,便伏異日死機。於其府熱未動之時,涼瀉經絡,以清其熱,則後患絶矣。

素雪丹

浮萍三錢　石膏三錢　元參三錢　葛根三錢　甘草二錢,炙　丹皮三錢　芍藥三錢　生薑三錢,切　麥冬三錢

---

〔1〕玄　原作"元",觀後文,陽明經證方名"素雪丹"、少陽經證方名"紅雨丹"、太陰經證方名"黄酥丹"、少陰經證方名"紫玉丹"、厥陰經證方名"蒼霖丹",故知"元"係"玄"之避諱字,避清聖祖玄燁諱。今改。

流水六杯,粳米半杯,煎大半杯,去渣,熱服,覆衣,飲熱稀粥,取少汗。

治二日陽明温病,身熱,目痛鼻乾,不臥,胸燥口渴者。嘔者,加半夏三錢。

人參白虎湯

石膏五錢　知母三錢　人參三錢　甘草二錢　生薑三錢　粳米半杯

流水煎大半杯,熱服,覆衣,取少汗。

温病二日,方傳陽明之經,府熱未作,法宜清熱而發表。熱甚者,必傷肺氣,當用人參白虎湯,清金瀉熱,益氣生津,乃爲善法。

少陽經證

脇痛耳聾

少陽以相火主令,足少陽以甲木而化氣於相火,順則下蟄而温腎水,逆則上炎而刑肺金,故少陽之經,最易病火。

温病寒水失藏,相火炎蒸,已旺於衰廢之時。春夏病感,衛閉營鬱,熱盛火發,勢當得令之候,愈極熏赫。少陽傷寒,有寒熱之往來,以二陽在表,三陰在裏,陽勝則熱,陰勝則寒,少陽居表裏之半,是以寒往而熱來。温病三陰經氣從陽化熱,故但熱而無寒。其經絡耳循脇,行身之側,故胸脇痛而耳聾。火曰炎上,炎上作苦,故咽乾而口苦。

相火内鬱,則肺金受刑,甲木内鬱,則刑胃土,外無泄路,勢必焦土流金,而入陽明。當以清涼和解之法,散其炎烈也。

紅雨丹

柴胡四錢　黄芩三錢　芍藥三兩　石膏三錢　甘草三錢　丹皮三錢　生薑三錢,切　元參三錢

流水煎大半杯,熱服,覆衣,飲熱稀粥,取微汗。

治三日少陽温病,胸脇疼痛,耳聾口苦,咽乾作渴者。

三陽經絡,皆受其病,而未入於藏府者,法應汗之。而温病與傷寒、中風,寒暄異氣,不宜麻、桂辛温,以清潤之劑,涼瀉經絡燥熱,方是温病汗法。其傷在胃氣,而病在營血,營熱鬱發,故用丹皮、白芍,瀉熱而涼營也。

三陽傳胃

傷寒中風,病於秋冬之際,原無内熱。表邪不解,陽盛則傳陽明之府,陰盛則傳太陰之藏。陰陽平和,則不入藏府,始終在經,六日經盡,則汗解矣。温病内熱素積,斷無但在經絡,不傳胃府之理。緣其經熱鬱隆,外泄無路,而胃府積熱,自當感應而發。但胃熱大作,必在三日之後,經熱不解,而後府熱鬱勃。此自然之層次,病由外感,是以表熱先發也。

其在三日之内,表邪鬱迫,裏熱方生,但當發表,未可攻裏,表氣疏泄,裏氣自平。若三日之外,府熱已作,則攻瀉之法,乃可續用。

蓋胃土燥熱,必爍藏陰。其肺脾津液,肝腎精血,久爲相火煎熬,益以燥熱燔蒸,藏陰枯竭,則人死矣。是宜滋其藏陰,瀉其府熱,勿令陽亢而陰亡矣。

白英丹

大黄五錢,生　芒硝三錢　甘草一錢,炙　枳實二錢,炒　厚樸三錢,炒　元參三錢　麥冬八錢　丹皮三錢　芍藥三錢　生地三錢

流水煎大半杯,熱服。

陽明戊土胃,居三陽之長,陽盛之極,必皆歸宿陽明,而入胃府。温病三日之外,三陰藏病,悉以胃熱爲之根本。雖曰五藏六府皆受病,而陽明胃府,實其綱領也。其裏熱發作,不拘在何藏府,總以瀉胃爲主,而兼清本部。但腸胃未至燥結,則第滋陰,不須承氣。即燥結未甚,亦當俟之六日經盡之後,府邪内實,用瀉熱滋陰之法,一下而清矣。若燥熱隆盛,則三、四、五日之内,俱可瀉下。是當用《傷寒》急下之法,不可循《傷寒》緩攻之條,以其内熱鬱伏,原與傷寒不同也。

太陰經證

腹滿嗌乾

太陰以濕土主令,手太陰以辛金而化氣於濕土,陽明盛則太陰化氣而爲燥,太陰盛則陽明化氣而爲濕,故太陰之經,最易病濕。然外感風寒,以及内傷百病,其在太陰,無不是濕,而惟温病之在太陰,則化濕爲燥,以其冬水失藏,相火泄而脾陰爍也。

春夏病感,營鬱熱旺,濕氣自當愈耗。其經布胃絡嗌,故腹滿而嗌乾。

太陰之濕,奪於陽明之燥,脾陰枯槁,則腎肝精血,俱難保矣。是宜清散皮毛,瀉陽明之燥,而滋太陰之濕也。

黄酥丹

浮萍三錢　生地四錢　甘草二錢,炙　丹皮三錢　芍藥三錢　生薑三錢

流水煎大半杯,熱服,覆衣。

治四日太陰温病,腹滿嗌乾,發熱作渴者。

少陰經證

乾燥發渴

少陰以君火主令,足少陰以癸水而化氣於君火,陽盛則丁火司權而化熱,陰盛則癸水違令而生寒,故少陰以君火之經,而最易病寒。然外感風寒,以及内傷百病,其在少陰,無不是寒,而惟温病之在少陰,則化寒爲熱,以其冬不藏精,水虧火泄,春夏病感,更值火旺水虛之候。

其經貫腎絡肺,而繫舌本,故口燥舌乾而渴。

腎者主水,人身水火對列,水枯而火亢,則人亡矣。是宜清散皮毛,瀉君火之亢,而益腎水之枯也。

紫玉丹

浮萍三錢　生地四錢　知母三錢　元參三錢　甘草二錢　天

冬三錢 生薑三錢

流水煎大半杯,熱服,覆衣。

治五日少陰温病,口燥舌乾,發熱作渴者。

厥 陰 經 證

煩滿囊縮

厥陰以風木主令,手厥陰以相火而化氣於風木,治則木達而化温,病則火鬱而生熱,以厥陰乙木,原胎丁火,故厥陰之經,最易病熱。

温病衛閉而遏營血,營鬱是以發熱,而營藏於肝,則温病之來,實受於厥陰。方其隆冬火泄,營血已傷,勢將[1]騰沸。春夏病感,衛閉營遏,血熱自當愈劇。其經循陰器而絡肝,故煩滿而囊縮。

手厥陰之火,扇以足厥陰之風,風烈火炎,煎迫營陰,營血枯槁,則命殞矣。是宜清散皮毛,瀉相火之炎,而滋風木之燥也。

蒼霖丹

浮萍三錢 生地四錢 芍藥三錢,生 當歸三錢 丹皮三錢 甘草二錢,生 生薑三錢

流[2]水煎大半杯,熱服,覆衣。

治六日厥陰温病,煩滿囊縮,發熱作渴者。

三 陰 入 藏

岐伯温病治法,未滿三日者,可汗而已,其滿三日者,可瀉而已。三陽經絡,皆受其病,而未入於藏者,故可汗而已。温病内熱蓄積,交春夏[3]而受感傷,内熱鬱隆,原無但傳經絡不傳藏府之理。第傳藏傳府,必在三日之外。其未滿三日,則但在經絡,故曰三陽經絡,皆受其病,而未入於藏。在經,是以可汗。若三日之外,

---

〔1〕勢將 原脱,據蜀本、集成本、石印本補。

〔2〕流 原脱,據蜀本、集成本及本書諸經證諸方方後語文例補。

〔3〕春夏 原作“夏春”,據蜀本、集成本、石印本乙轉。

則必入於藏,既入於藏,則無不入於府矣,故曰五藏六府皆受病。入藏入府,是以可瀉。以陽盛於外,而根於内,三日之内,病在三陽,陽盛於外,故但是經熱而已,三日之外,病入三陰,而藏陰消爍,已化亢陽,則[1]非止經熱[2]而已也。積熱鬱伏,是以内傳藏府耳。

藏府治法

藏以太陰爲主,所謂脾者,孤藏以灌[3]四旁也。府以陽明爲主,所謂陽明者,五藏六府之海,十二經脈之長也。足太陰以濕土主令,足陽明從燥金化氣,温病陽明之燥,劫奪太陰之濕。滋太陰之濕而瀉陽明之燥固已,而推原太陰土濕之所由來,實原於水,而腎水之所以枯槁,一耗傷於燥土,一盗泄於風木。治法以麥冬潤陽明之燥,以地黄滋太陰之濕,以知母、元参、天冬清金而壯少陰之水,以當歸、丹皮、白芍潤木而息厥陰之風。而地黄之性,滋濕清風,兼而能之,故三陰並宜。

地黄泄陽助濕,至下之品,至於温病,土燥而木枯,則反爲靈寶,莫佳於此矣!

汗瀉之法

温熱[4]之病,陽强陰弱,岐伯立法,則曰汗瀉,仲景垂戒,則曰汗下,義若不同,而理實無殊。岐伯之示汗瀉,補陰而瀉陽也,仲景之戒汗下,瀉陽而亡陰也。後世通岐伯之鍼刺,效仲景之湯丸,易麻桂之温燥,汗之以清涼之劑,變承氣之蕩滌,瀉之以滋潤之品,壯火既清,微陰續復,則悉得岐伯之遺法,而不犯仲景之明戒矣。

岐伯論温,於刺熱篇云:治諸熱病[5],飲之寒水,乃刺之,必寒

---

〔1〕則　原脱,據蜀本、集成本及上文"故但是經熱而已"文例補。
〔2〕經熱　原作"陽根",據蜀本、集成本及上文"故但是經熱而已"文義改。
〔3〕灌　原作"貫",音同之誤,據蜀本、集成本、《素問·玉機真藏論》改。
〔4〕熱　原作"疫",據蜀本、集成本改。
〔5〕病　原脱,據蜀本、集成本、王注本《素問·刺熱》、《素問懸解·刺熱》補。

衣〔1〕之,居止寒處,身寒〔2〕而止也。仲景論温,但戒汗下火劫,未嘗立法。究竟温病治法,不離汗瀉兩義,但須清涼滋潤而已。會岐伯、仲景之義,於一百一十三方中選而用之,有汗法焉,暍病之人參白虎是也,《金匱》方中,有瀉法焉,百合病〔3〕之百合地黄是也。由此二法而變通之,法不勝窮矣。

---

〔1〕衣 原作“水”,據蜀本、集成本、王注本《素問·刺熱》、《素問懸解·刺熱》改。
〔2〕身寒 原脱,據蜀本、集成本、王注本《素問·刺熱》、《素問懸解·刺熱》補。
〔3〕病 原脱,據蜀本、集成本及上文“暍病”文例補。

四聖懸樞卷二

昌邑黄元御坤載著

外感之邪，秋冬傷寒，春夏病温，寒温之外，乃有疫癘。天地違和，人物罹殃，州里相傳，死亡繼踵，惨目傷心，莫甚於此。念此身世，長不百齡，風霾夭〔1〕骨，霜露彫年，益以醫藥差訛，調攝乖方，人壽幾何，那復堪此！仲景《傷寒》垂法，宏濟百代，人亡義晦，復無解者，況於疫癘，先師無言。著書立説之家，甚於瘟魔，製方用藥之人，殘於癘鬼。丈夫有志，燮理無權，永念來者，情何能已，作疫病解。

疫病解第二

疫病原始

中風傷寒，外感風寒，而寒熱陰陽，視乎本氣，是以人不皆病而病不皆同，半由客邪而半關主氣。疫癘感於歲氣之偏，鄉里傳染，證狀皆同，少由主氣而多屬客邪。

蓋天地有六氣，風火暑濕燥寒也，歲有五運，土金水木火也。天之六氣，隨五運而迭遷，地之六氣，亘千古而不變。五運迴周，以天之六氣，合地之六氣，客主加臨，太過不及之數見焉。由是生剋勝復，亢害承制之變，參差不一，而歲氣於焉不正。

人與天地相通也，一氣不正，而人氣感之，而一經之病見焉。風淫則病在厥陰，火淫則病在少陰，濕淫則病在太陰，暑淫則病在少陽，燥淫則病在陽明，寒淫

〔1〕夭　原作“天”，據蜀本、集成本改。

則病在太陽,同氣相感也。木火病則傷在血分,金水病則傷在氣分,土者氣血之中,血化於己土而氣化於戊土,血傷則己土病,氣傷則戊土病也。

寒温病異

疫病之邪,雖備六氣,而寒温爲多。温疫感春夏之風,寒疫感秋冬之寒。風爲陽邪,感則傷陽,寒爲陰邪,感則傷陰。衛氣爲陽,故中於風,營血爲陰,故傷於寒。

平人衛氣在外而内交於營,營血在内而外交於衛,營衛調和,是以無病。風傷衛氣,則遏閉營血而生内熱,寒傷營血,則裹束衛氣而生外寒,營衛不調,是以病也。衛傷而内鬱其營,故風雖傷衛而病實在血,營傷而外束其衛,故寒雖傷營而病實在氣。血病者,多傳陽明而爲熱,以血藏於肝而肝木生火,火盛則陽旺而入府也,氣病者,多傳太陰而爲寒,以氣藏於肺而肺金生水,水盛則陰旺而入藏也。

温疫之家,陰氣不衰,足以濟陽,則但傳陽經而不入陽明之府,寒疫之家,陽氣不衰,足以濟陰,則但傳陰經而不入太陰之藏,是謂順證。六日六經俱徧,邪退正復,則表解而病愈矣。

表裏殊法

病在營衛,皮毛閉秘,法宜解表,以發内鬱。營衛外發則生,内陷則死。風傷衛氣,衛閉其營,營血外發,則斑生而病解,寒傷營血,營閉其衛,衛氣外發,則汗〔1〕出而病愈。

温疫傳府,府熱則營血内陷而不外發,寒疫傳藏,藏寒則衛氣内陷而不外發。故温疫營病,藏陰旺者多生,府陽盛者多死,寒疫衛病,府陽旺者多生,藏陰盛者多死。

温疫傳府,當清其府熱,以發營血,寒疫傳藏,當温其藏寒,以發衛氣。營司於肝,而實生於太陰,藏陰旺則外發,温疫之家,非陰

---

〔1〕汗　原作“寒”,音近之誤,據蜀本、集成本改。

盛之極者,不可輕瀉其脾精,衛司於肺,而實化於陽明,府陽旺則外發,寒疫之家,非陽盛之極者,不可輕瀉其胃氣也。

温疫由來

温疫之證,發熱出汗,得之於風。其年木火不能發泄,則人氣應之,多病温疫,以孔竅閉而風氣泄之也。

木火生長,因乎陰氣之左升。蓋純陰之位,而一陽已生,陽生必升,升則温暖而化風木,積温成熱,是爲君火。温則生而熱則長,陽氣敷舒於九天之上,孔竅發宣而不闔,故弗〔1〕傷於風,木火不能發泄,則陽氣下鬱,而生内熱。經絡閉塞,孔竅不開,是以易中於風。

天人同氣,天地之木火不能發泄,人物應之,而病温疫,故多病於春夏。其病於春者,傷在乙木,其病於夏者,傷在丁火也。

寒温殊病

温病感在經絡而内有積熱,前三日則在三陽之經,後三日則入三陰之藏。既入於藏,必入於府,其入府入藏,總是熱而非寒。傷寒感在經絡而内無積熱,陽盛而後入府,陰盛而後入藏。入府則是熱,入藏則是寒。温疫亦感在經絡而内無積熱,陽盛者亦入於府,陰盛者亦入於藏。第未嘗必入於府,必入於藏,而病内熱,其較温病不同。然營鬱而熱盛,但有入府而病熱,必無入藏而病寒者,其較傷寒亦不同。故温疫爲病,止有寒瀉之法而無温補之條。其在三陰,皆六日傳經之證,與傷寒三陰藏寒之證,天淵不一也。凡經盡而斑發者,是但在經絡而未入於府也,若經盡而斑不發,必有内鬱之證。表藥之中,必兼涼瀉,内熱既清,則營達而斑發矣。

表解熱除〔2〕

風性疏泄,氣性收斂,風傷衛氣,開其腠理,氣欲内斂,風欲外

〔1〕弗　原作“易”,據蜀本、集成本及下文“孔竅不開,是以易中於風”改。

〔2〕表解熱除　原在“六經治法”章後,據蜀本、集成本及後文寒疫“表解寒散”章次序移。

泄。氣閉於内,則營鬱而爲熱,風泄於外,則竅開而爲汗。風愈泄而氣愈閉,營熱日積,待至六經既盡,斑點外發,而後血分之熱泄。

若氣閉而不泄,則營熱内鬱,而生燥悶,五藏燔蒸,而人死矣。或泄之不透,隱見於皮膚之間,必鬱而爲癢。癢者,是謂隱疹。隱疹之家,血熱蘊積,久而肌肉潰腐,發爲痂癩,所謂脈風者也。當涼血發表,使營熱外達,不令内蒸也。

陰衰營陷〔1〕

温疫之病,在於血分。風本傷衛,衛傷而閉其營血,是以病在血分。

肝藏營血而太陰爲生血之本,脾以陰土而含陽氣,脾陽一升,則温暖而化肝木。温疫之病,非第在肝,而實連於太陰〔2〕。脾陰不弱,足以滋潤其營血,則營鬱外達而斑點生。太陰脾藏,以濕土主令,陰衰傳府,濕化爲燥,陽旺而生裏熱,則營氣内陷而不外達。温疫之死,死於脾陰之弱,火土燥熱而營鬱不能達也。

太陽經證〔3〕

發熱頭痛

太陽之經,總統營衛,風傷衛氣,遏閉營血,鬱迫而生裏熱。肝木藏血而生火,火者,血中温氣蓄積而化熱也。太陽寒水之經,應當惡寒,以營鬱而生火,故但熱而不寒。其經自頭走足,行身之背,經逆而不降,故頭痛而項强也。

浮萍湯

浮萍三錢　丹皮三錢　芍藥三錢　甘草二錢,炙　生薑三錢,切

---

〔1〕陰衰營陷　原在"表解熱除"章後,據蜀本、集成本及後文寒疫"陽衰衛陷"章次序移。

〔2〕太陰　其下原衍"脾"字,據蜀本、集成本及後文寒疫"陽衰衛陷"章"而實連於陽明"文例删。

〔3〕太陽經證　原在"寒温殊病"章後,據蜀本、集成本移。

大棗三枚,劈

流水煎大半杯,熱服,覆衣,取汗。

治一日太陽温疫,發熱頭痛者。

温疫得之中風,亦是桂枝湯證。但發於春夏之月,但熱無寒,不宜桂枝辛温,故以浮萍瀉衛氣之閉,丹皮、芍藥瀉營血之鬱也。

身痛脈緊煩躁無汗

温疫在太陽之經,脈浮頭痛,發熱汗出,以風强而氣不能閉也。若脈浮而緊,發熱惡寒,身痛腰痛,煩躁無汗而喘促者,是氣强而風不能泄也。

蓋寒疫無汗,温疫有汗,以寒性閉藏而風性疏泄也。若衛陽遏閉,風不能泄,營鬱莫達,則煩躁喘促,與傷寒同證,宜以浮萍、石膏清散經絡之熱也。

浮萍石膏湯

浮萍三錢　石膏三錢,生,研　杏仁三錢,泡,去皮尖　甘草二錢,炙　生薑三錢　大棗三枚,劈

流水煎大半杯,熱服,覆衣。

治温疫身痛,脈浮緊,煩躁喘促,無汗者〔1〕。

煩熱燥渴

病在太陽之經,未入陽明之府,不至遽生煩渴,若陽明燥盛之人,經熱外逼,燥熱内應,則見煩渴。陽明從燥金化氣,府燥發作,故有煩熱便難之證。而府燥未作,經燥先動,是以煩渴生焉。

其太陽表證未解,宜浮萍石膏〔2〕清金而解表,絶其煩熱入府之源。表證已解,第以白虎加元麥湯清燥而生津。氣虚者,加人參以益氣,以表解陽虚,恐其燥去而陽亡也。

白虎加元麥湯

石膏五錢　知母三錢　甘草二錢,炙　粳米一杯　元參三錢　麥

---

〔1〕治温疫身痛……無汗者　原脱,據蜀本、集成本及前後文例補。

〔2〕浮萍石膏　即上節之"浮萍石膏湯。"

冬八錢

流水煎至米熟,取大半杯,熱服。

治温疫太陽經罷,煩熱燥渴者。

人參白虎加元麥湯

石膏五錢 知母三錢 甘草二錢,炙 人參三錢 元參三錢 麥冬八錢 粳米一杯

流水煎至米熟,取大半杯,熱服。

治温疫太陽經罷,氣虚煩渴者。

陽 明 經 證

目痛鼻乾嘔吐泄利

三陽之經,陽明爲盛,足陽明從燥金化氣,太陽表邪不解,經熱内傳,火性就燥,必入陽明。陰盛於裏而陽盛於表,府燥未作,經燥先動。熱論:二日陽明受之,其脈挾鼻絡於目,故身熱目痛而鼻乾,不得臥,是皆經絡燥熱之證也。

陽明主降,戊土右降,則金水收藏,相火歸根,故上焦清空而善容。陽明不降,金水失其收藏,膽木逆行,相火上炎,肺金被剋,故目痛而鼻乾。膽木逆行,而賊胃土,胃氣壅遏,不能容受,故嘔吐而泄利,緣經邪鬱迫其府氣故也。

浮萍葛根湯

浮萍三錢 葛根三錢 石膏三錢 元參三錢 甘草三錢 生薑三錢

流水煎大半杯,熱服。

治温疫陽明經證,目痛鼻乾,煩熱不臥者。

浮萍葛根芍藥湯

浮萍三錢 葛根三錢 石膏三錢 元參三錢 甘草二錢,炙 芍藥三錢 生薑三錢〔1〕

〔1〕生薑三錢 原脱,據蜀本補。

流水煎大半杯,熱服。

治温疫陽明經證,泄利者。

浮萍葛根半夏湯

浮萍三錢　葛根三錢　石膏三錢　元參三錢　甘草三錢　芍藥三錢　半夏三錢　生薑三錢

流水煎大半杯,熱服。

治温疫陽明經證,嘔吐者。

陽明府證

潮熱汗出譫語腹痛便秘

病傳陽明之經,不得汗解,府陽素旺之人,以經熱鬱蒸而府熱内作,開其皮毛,則見大汗。至於手足淋漓。表邪盡解,全是内傷矣。經氣發舒,無復鬱迫,府氣鬆暢,吐利皆安。汗愈泄而土愈焦,燥愈增而熱愈盛。每至申酉之交,應時發熱,如潮汐不爽,是謂潮熱。燥土消爍心液,於是譫語。燥矢壅遏府氣,於是滿痛。遲則藏陰耗亡,營氣鬱陷,生死攸關,不可不亟〔1〕下也。瀉以大小承氣,而加養陰涼血之味,藏陰續復,營鬱外達矣。

調胃承氣加芍藥地黄湯

大黄三錢,生　甘草二錢　芒硝三錢　芍藥三錢　生地八錢

流水煎一杯,去渣,入芒硝,火化,温服。

小承氣加芍藥地黄湯

大黄五錢,生　厚朴三錢,生　枳實三錢,炒　芍藥三錢　生地一兩

流水煎一杯,温服。不便,再服。

大承氣加芍藥地黄湯

大黄八錢,生　芒硝三錢　厚朴四錢　枳實四錢　芍藥三錢　生地一兩二錢

流水煎一杯,去渣,入芒硝,火化,温服。不下,再服。

---

〔1〕亟　急也。《詩·大雅·靈臺》:"經始勿亟。"

少陽經證

目眩耳聾口苦咽乾胸痛脇痞嘔吐泄利

温疫二日,陽明經熱不解,三日則入少陽之經。少陽以相火主令,足少陽以甲木而化氣於相火,傷寒之口苦咽乾而目眩者,皆相火之上炎也。其經自頭下項,行身之側,熱病之胸脇痛而耳聾者,皆膽木之逆行也。少陽在二陽之裏,三陰之表,陰盛則傳太陰之藏,陽盛則傳陽明之府,少陽者,入府入藏之門户也。温疫營鬱熱盛,火旺木枯,但傳胃府而爲熱,不入脾藏而爲寒。傳胃則木邪逼土,府氣鬱遏,而生吐利。是宜清散經邪,杜其入府之路也。

柴芩栝蔞芍藥湯

柴胡三錢　黄芩三錢　半夏三錢　甘草二錢,生　生薑三錢　大棗三枚,劈　芍藥三錢　栝蔞根三錢

流水煎大半杯,熱服,覆衣,飲熱粥,取微汗。

治少陽經温疫,目眩耳聾,口苦咽乾,胸痛脇痞者。

大柴胡加元參地黄湯

柴胡三錢　黄芩三錢　半夏三錢　芍藥三錢　枳實三錢　大黄三錢　生薑三錢　大棗三枚　元參三錢　地黄三錢

流水煎大半杯,温服。

治少陽經温疫,傳陽明胃府,嘔吐泄利者。

三陽傳胃

温病三陽經病,營鬱熱盛,勢必内傳胃府。而胃陽素旺,燥熱感發,經府同氣,表裏俱病。府熱内遏,而藏陰消爍,過經不解,則藏府鬱蒸,而人死矣。

温疫所最忌者,營熱不能外泄,其不外泄之由,全以衛盛而營衰,脾陰虚而胃陽旺也。若脾陰不衰,胃陽雖[1]旺,六經既徧,邪

---

〔1〕雖　原作"非",據蜀本、集成本及上下文義改。

欲内傳,而藏氣杆格,熱無内陷之隙,則蒸泄皮毛,發爲斑點,而病解焉。温疫之斑發而不死者,藏陰充足,外禦經邪而熱不内陷也。若一入胃府,府陽日盛,則藏陰日枯,不得不用瀉法。緩則瀉於經盡之後,急則瀉於經盡之前。府熱一〔1〕清,則經熱外達,而紅斑發矣。

太陰經證

腹滿嗌乾

太陰以濕土主令,其經自足走胸,行身之前,温疫營鬱熱盛,三陰之經,化氣於三陽,故病傳太陰,則腹滿而嗌乾。陽明之燥氣太亢,則營熱内蒸,而殞性命〔2〕,太陰之濕氣不枯,則營熱外達,而生斑點,温疫所最懼者,濕衰而燥勝也。太陰經病,脾陰足以濟胃陽,則營熱不至於内蒸,自然發越於皮毛矣。

浮萍地黄湯

浮萍三錢　生地三錢　丹皮三錢　芍藥三錢　甘草二錢　生薑三錢　大棗三枚

流水煎大半杯,熱服。

治温疫太陰經證,腹滿嗌乾者〔3〕。

少陰經證

口燥舌乾

少陰以癸水而化君火,其經自足走腰,行身之後,温疫發於春夏相火得令之時,火勝水衰,故口燥舌乾而渴。丁火太亢,則營鬱而内焚,癸水不枯,則斑生而熱退。温疫之所最懼者,水敗而火勝也。少陰經病,腎水可以支〔4〕相火,則營熱不至於内焚,自然宣泄

〔1〕一　原作"日",音近之誤,據蜀本、集成本改。
〔2〕命　原作"傳",據蜀本、集成本及下文"而生斑點"改。
〔3〕治温疫太陰經證,腹滿嗌乾者　原脱,據蜀本、集成本及本書文例補。
〔4〕支　拒也。《戰國策·西周策》:"魏不能支。"

於孔竅也。

浮萍天冬湯

浮萍三錢　天冬三錢　生地三錢　元參三錢　丹皮三錢　生薑三錢　栝蔞根三錢

流水煎大半杯,温服。

治温疫少陰經證,口燥舌乾而渴者〔1〕。

厥 陰 經 證

煩滿發斑

厥陰以風木主令,其經自足走胸,行身之側,循陰器而絡肝,故煩滿而囊縮。厥陰肝木,司營血而胎君火,温疫之病,受在營血,則傳至厥陰,邪熱斯甚。若木榮血暢,經藏潤澤,營熱不能内傳,六經既徧,别無去路,則鬱極而發,蒸泄皮毛,而見紅斑。若營氣虚弱,不能遽發,過時斑見,而色帶紫黑,則多至不救。以其經熱鬱蒸,後期而發,營血傷敗,失其華鮮也。是宜清解涼血,使其營熱發達,此治〔2〕厥陰温疫之定法也。

浮萍當歸湯

浮萍三錢　當歸三錢　生地三錢　丹皮三錢　芍藥三錢　甘草三錢,生　生薑三錢

流水煎大半杯,熱服。

治温疫厥陰經證,煩滿〔3〕發斑〔4〕。

六 經 治 法

温疫營鬱血熱,六日而至厥陰。六經既盡,陰氣續復,血熱外達,應見紅斑,斑生則熱退而病解矣。紅斑之後,繼以白斑。紅斑

---

〔1〕治温疫少陰經證,口燥舌乾而渴者　原脱,據蜀本、集成本及本書文例補。

〔2〕此治　原脱,據蜀本、集成本補。

〔3〕治温疫厥陰經證,煩滿　原脱,據蜀本、集成本及本書文例補。

〔4〕發斑　原脱,諸本均同,據此方功能及此經見證補。

者,營血之外發,白斑者,衛氣之外泄。

寒疫營閉而衛鬱,温疫衛閉而營鬱,營開而衛泄則爲汗,衛開而營發則爲疹。小兒寒疫,皮膚緻密,不得汗泄,則衛氣升騰,衝突皮膚而爲痘,温疫則大人小兒皆生疹點,無有異也。

温疫之感,全在少陽厥陰兩經。厥陰職司營血,而營中之伏熱,則少陽之相火,而非但乙木所胎之君火也。若未滿六日,而表證已解,血熱未深,止〔1〕是汗出,尚無紅斑也。六日而傳厥陰,血熱已深,是以表解而斑紅。若六日之外,過時而後斑〔2〕發,營血鬱蒸,紅轉而紫,紫變而黑,則十不救一。

治法:六日之内,總宜透發肌表,以瀉血熱,至六日經盡之後,表藥更當急進,刻不可緩也。血熱不泄,立致殞亡,即泄之不透,隱見於皮膚之間〔3〕,亦生風癩之疾,非細故也。

停水不消〔4〕

温疫固無入藏生寒之證,然亦不皆入府而生内熱。其藏不寒而府不熱,而經熱燔蒸,木火枯燥,煩渴飲冷,不能禁止。水積胃府,停蓄不消,於是腹脇脹滿,小便不利,以土濕木鬱,疏泄之令不行也。

凡府陽非旺,而病温疫,無有不停水之證。此在傷寒,便是三陰四逆真武諸病,以温疫經熱勝其藏寒,故内寒不作。然至積水不消,則藏陰較甚於府陽矣。

其表證未解,當以猪苓湯加浮萍,表裏雙解之。表解而斑發,則但以猪苓瀉其積水也。

猪苓湯

猪苓三錢　茯苓三錢　澤瀉三錢　滑石三錢,研　阿膠三錢,炒,研

〔1〕止　僅也。《莊子·天運》:"止可以一宿,而不可久處。"

〔2〕斑　原脱,據蜀本、集成本補。

〔3〕之間　原脱,據蜀本、集成本及"表解熱除"章"泄之不透,隱見於皮膚之間"補。

〔4〕停水不消　原在"陰衰營陷"章後,據蜀本、集成本移。

流水煎大半杯,入阿膠,消化,温服。

寒疫由來

寒疫之證,寒熱無汗,得之於寒。其年金水不能斂藏,則人氣應之,多病寒疫,以孔竅開而寒氣閉之也。

金水收藏,因乎陽氣之右降。蓋純陽之位,而一陰已生,陰生必降,降則清涼而化燥金,積涼成寒,是爲寒水。涼則收而寒則藏,陽氣封蟄於九地之下,皮毛秘密而不開,故弗傷於寒。金水不能斂藏,則陽氣上鬱,而生外熱。腠理發泄,皮毛不閉,是以易傷於寒。

天人同氣,天地之金水不能斂藏,人物應之,而病寒疫,故多病於秋冬。其病於秋者,傷在庚金,病於冬者,傷在壬水也。

表裏同異

寒疫有傳經之證,傳經者,前三日則在三陽,後三日則在三陰。

六日六經,人所同也,亦凡蓋純所同也,有傳府傳藏之證。傳府者,不拘何日,陽盛則内傳,陰盛者,不入於府,傳藏者,不拘何日,陰盛則内傳,陽盛者,不入於藏。人所不同也,亦凡感病所不同也。蓋温病原有内熱,必傳藏府,不論傳府傳藏,皆是熱證。傷寒原無内熱,陽旺而後傳府,陰旺而後傳藏,入府則爲熱,入藏則爲寒。温疫亦無内熱,然營鬱熱盛,陽旺之家,則有入府之熱,陰旺之家,亦[1]無入藏之寒。寒疫亦無内熱,亦無内寒,不必定入於府,不必定入於藏。但人不皆陽盛,不皆陰盛,不皆陽虚,不皆陰虚,故或入於府,或入於藏,或不入府,或不入藏。人各不同,法與傷寒無殊,但疫感天氣之非正,淫泆纏綿,較之傷寒,頗難驅逐。而其入藏入府,亦半關歲氣之偏,不盡由人氣也。

---

〔1〕亦 原作“不”,據蜀本、集成本改。

表解寒散

寒性閉澀,血性發揚,發揚則竅開,閉澀則竅[1]闔。平人之氣,營陰在内,衛陽在外,寒傷營血,閉其皮毛,衛氣陷於營陰之内,營陰閉藏,則生表寒。其陽盛者,三陰藏氣從陽而化熱,其陰盛者,三陽經氣從陰而化寒。陽盛則衛氣外發而汗出[2],陰盛則衛氣内陷而人亡。故寒疫之病,陽盛而外熱者吉,陰盛而内寒者凶。緣其病愈,必須汗出,而其汗出,全賴陽旺。使其裏氣平和,則但可解表,勿輕用硝黄誤下,以陷其衛陽也。若其裏陽素盛,而表寒不解,以致裏熱鬱發,則兼清裏熱,以解表寒。若裏陽素虚,衛氣鬱淪,不能外發,但用表藥,猶難汗解,再事寒攻,則衛陽愈陷,禍變遂生。如其裏陰鬱動,寒濕淫滋,當速用温燥,以回陽氣,稍用瀉下之劑,則人隨藥斃,不可活矣。

陽衰衛陷

寒疫之病,在於氣分。寒本傷營,營傷而束其衛氣,是以病在氣分。肺藏衛氣,而陽明爲化氣之原,胃以陽土而含陰氣,胃陰一降,則清涼而化肺金。寒疫之病,非第在肺[3],而實連於陽明。胃陽不虚,足以發越其衛氣,則衛鬱外達而毛理泄。陽明胃府,從燥金化氣,陽衰傳藏,燥化爲濕,陰旺而生裏寒,則衛氣内陷而不外達。寒疫之死,死於胃陽之虚,水土濕寒,而衛鬱不能達也。

傳經大凡

寒疫傳經,亦與傷寒相同,一日太陽,二日陽明,三日少陽,四日太陰,五日少陰,六日厥陰。陽性熱而陰性寒,裏熱非盛,不入陽

---

〔1〕竅　原作“敫”,據蜀本、集成本改。

〔2〕汗出　原作“出汗”,據蜀本、集成本乙轉。

〔3〕肺　原作“肝”,據蜀本、集成本及温疫“陰衰營陷”章“温疫之病,非第在肝”改。

明之府,内寒非盛,不入太陰之藏。始終[1]在表,未嘗内陷,六日經盡,則邪退正復,汗出而愈矣。

其衛盛而感輕者,皮毛易泄,則先期而汗解。其衛虚而感重者,腠理難開,則過期而汗解。其衛弱鬱深,不能遽發,往往振慄戰摇,而後汗出。

寒戰者,少陽之證,寒戰而不能發熱者,相火之虚,發熱而不能汗出者,表寒之盛也。少陽爲陰陽之樞,寒極則入於太陰,熱極則入於陽明,故陰陽偏勝而内傳藏府,多由少陽而入。入[2]於藏府,則解無定期而動致危亡,不可不慎也。

陽 旺 傳 府

府陽素盛而經氣鬱遏,則裏熱感發而傳胃府。府陽長則藏陰消,凡人之病,陽長則安,陰長則危,傷寒三陽之少死者,因於陽長而陰消也。病傳胃府,陽氣日長,自是吉事,但陽不可亢,亢則陰亡而寓死機。胃土燥熱,攻下失期,陰精枯槁,亦成死證,是以入府雖吉,不如在經之有吉而無凶也。

陰 盛 傳 藏

藏陰素旺而經氣閉束,則内寒鬱動而傳脾藏。藏陰進則府陽退,凡人之疾,陽進則安,陰進則危,傷寒三陰之多死者,以其陰進而陽退也。病傳脾藏,陰氣日進,最是險事,蓋陰不可勝,勝則陽敗而無生望。脾土濕寒,温補後時,陽氣消滅,則成死證,是以入藏則險,不如在府之夷多而險少也。

太 陽 經 證

頭痛惡寒

太陽之經,外在皮毛,實爲六經之長。肺藏衛氣,肝藏營血,而

---

〔1〕始終 原作"終始",據蜀本、集成本乙轉。

〔2〕入 原脱,據蜀本及上下文義補。

總統於太陽。寒傷營血，裹束衛氣，不得外發，故閉藏而生表寒。其經自頭下項，行身之背，經氣上壅，故頭項痛而腰脊强。肺主衛氣而開竅於鼻，衛氣遏閉，不能外泄，故逆行鼻竅而生嗽嚏。衛氣逆行，不得下降，故胸膈鬱悶而發喘促也。

紫蘇湯

蘇葉三錢　桂枝三錢　杏仁三錢，泡　甘草二錢，炙

流水煎大半杯，熱服，覆衣，取汗。

治一日太陽寒疫，頭痛，發熱，惡寒者。

寒疫得之傷寒，亦是麻黄湯證。但不盡見於冰雪之天，非皆純寒，未必咸宜麻黄辛温，故以桂枝瀉營血之鬱〔1〕，蘇葉、杏仁瀉衛氣之鬱也。

血升鼻衄

太陽經病不解，衛鬱莫泄，升逼營陰，則見衄證。以肺主衛氣，開竅於鼻，衛陽遏閉，不得外達，經脈莫容，上尋出路，衝其營血，是以上溢。血衄則衛鬱發瀉，亦同汗解，但營血流漓，不無耗喪耳。

陽明傷寒，脈浮發熱，口乾鼻燥，能食者，則衄。方在太陽陽明，於其脈浮發熱，口乾鼻燥之時，早以紫蘇石膏地黄湯瀉衛鬱而涼血熱，則血不上流矣。

紫蘇石膏地黄湯

蘇葉三錢　桂枝三錢　杏仁三錢　甘草三錢，炙　石膏三錢，生，研　生地三錢　麥冬三錢　丹皮三錢　生薑三錢，切　大棗三枚，劈

流水煎大半杯，熱服，覆衣，取汗。

治寒疫太陽經病不解，血升鼻衄者〔2〕。

水氣内停

太陽膀胱，寒水之經，太陽經病，陽虚之人，多有水氣停瘀之

---

〔1〕鬱　其下原衍"熱"字，據蜀本、集成本及桂枝治證删。

〔2〕治寒疫太陽經病不解，血升鼻衄者　原脱，據蜀本、集成本及本書前後文例補。

證。或原無積水,而渴燥飲冷,蓄而不消,水氣阻格。肺胃上逆,則眩暈而嘔咳,肝脾下陷,則淋澀而泄利。外寒未解而裹水又動,久而火敗土崩,則入三陰之藏,是宜外發表邪而内驅寒水也。

蘇桂薑辛湯

蘇葉三錢 桂枝三錢 甘草二錢 半夏三錢,炮 細辛一錢 乾薑二錢 五味子一錢

流水煎大半杯,熱服,覆衣。若下利,加赤石脂一錢。若渴者,去半夏,加栝蔞根三錢。若小便不利,加茯苓三錢。若喘者,加杏仁三錢。若噫者,加附子三錢。

煩躁發渴

病在太陽,未應煩渴,設見煩渴,便是將入陽明之府,以陽明燥氣,因表鬱而内發也。若表證已解,用白虎加元麥湯,清燥而生津。氣虛者,加人參以益氣,以汗後陽虛,恐其渴止而陽亡也。

白虎加元麥湯

石膏三錢 知母三錢 甘草二錢 粳米一杯 元參三錢 麥冬五錢,去心

流水煎至米熟,取大半杯,熱服。

治寒疫太陽經罷,煩躁發渴者。

人參白虎加元麥湯

石膏三錢 知母三錢 甘草二錢 粳米一杯 人參三錢 元參三錢 麥冬五錢

流水煎至米熟,取大半杯,熱服。

治寒疫太陽經罷,氣虛煩渴者。

寒疫之病,藏府易生濕寒,燥熱者少,然白虎證亦恆有之,此法不可廢也。表證未解,加紫蘇三錢。

陽 明 經 證

嘔吐泄利

陽明之經,在肌肉之分,皮毛之内,太陽表寒未解,以次相傳,

則及陽明。其經挾口環鼻,行身之前,經氣上壅,故鼻乾口燥而胸滿。陽明從燥金化氣,太陰以濕土主令,燥盛則傳府而生熱,濕盛則入藏而生寒。衛氣之外發而汗解,全恃乎胃陽盛而燥氣長也。

胃者,水穀之府,一傳陽明,必見嘔吐。以少陽膽木,本從胃〔1〕土下行,陽明經病,不能順降,則膽木上逆而剋胃土。胃氣壅遏,失其容受之量,水穀在中脘以上者則爲嘔吐,在中脘以下者則爲泄利。嘔多則胃病,利多則脾病也。

紫蘇葛根升麻湯

蘇葉三錢　葛根三錢　桂枝三錢　芍藥三錢　甘草二錢　升麻二錢

流水煎大半杯,温服。

治寒疫陽明經泄利者。

紫蘇葛根半夏湯

蘇葉三錢　葛根三錢　桂枝三錢　芍藥三錢　半夏三錢　生薑三錢　甘草二錢

流水煎大半杯,熱服。

治寒疫陽明經嘔吐者。

乾燥發渴

陽明經病,而見燥渴,便是將入胃府,用白虎加麥冬、元參,清肺金而潤燥。氣虚者,酌加人參。

蓋病入陽明,燥氣必作。燥必先見於庚金而後見於戊土,以燥乃庚金之令氣而戊土之化氣也。戊土之燥在腹,庚金之燥在胸。胸者,辛金之位,辛金本化氣於濕土,陽明旺則辛金不化己土之濕而化庚金之燥,是以燥見於胸。大腸者,庚金之府,胸燥則腸燥可知矣。

---

〔1〕胃　原脱,據蜀本、集成本補。

陽明府證

潮熱汗出譫語腹滿便秘

三陽以陽明爲盛，經熱不解，轉入胃府，陽鬱火旺，必作潮熱。每日申酉之交，煩熱倍加，如海水潮信，是名潮熱。熱蒸皮毛，汗出表解，津亡土燥，糟粕焦枯，不俟入腸，煉成結糞，堵塞下脘。胃熱鬱遏，上耗心液，於是譫語。胃氣閉壅，於是腹滿。遲而傷及三陰，脾陰爍則脣裂，腎陰枯則耳焦，肝陰涸則舌短。陰精竭流，則人死矣。是宜以承氣加元參、麥冬、白蜜，瀉其熱而潤其燥。雖用攻下，而不至亡陰也。

調胃承氣加麥冬元參湯〔1〕

大黄三錢　芒硝三錢　甘草二錢　麥冬五錢　元參三錢　白蜜一杯

流水煎大半杯，入白蜜，熱服。

小承氣加麥冬元參湯

大黄四錢　厚朴三錢　枳實三錢，炒　麥冬五錢　元參三錢　白蜜一杯

流水煎大半杯，入白蜜，熱服。

大承氣加麥冬元參湯

大黄三錢　芒硝三錢　枳實三錢　厚朴三錢　麥冬八錢　元參三錢　白蜜一杯

流水煎大半杯，入白蜜，熱服。

少陽經證

口苦咽乾目眩耳聾胸痛脇痞寒熱往來

少陽甲木，從相火化氣，病則行其火令。其經起鋭眥，上絡於

---

〔1〕調胃承氣加麥冬元參湯　原作“調胃承氣湯”，據蜀本、集成本及後文大小承氣加味方名例改。

耳，下頸而合缺盆，行兩脇而走足。經氣逆升，滯塞胸脇，相火燔騰，是以口苦咽乾，目眩耳聾，胸痛而脇痞也。位居陽明之裏，太陰之表，太陰主營，陽明主衛〔1〕。營陰外束，衛氣欲出而不能，鼓勃振動，則爲寒戰。衛氣透發，則汗出。凡將汗而戰摇者，衛弱不能遽發也。衛陽内發，營氣〔2〕欲出而不得，蓄積壅遏，則爲發熱。營氣〔3〕透發，則熱退。凡發熱而無汗者，營鬱〔4〕不能外達也。營衛交争，迭爲勝負，是以寒往而熱來，寒來而熱往。相争之久，勝負遂分，寒勝則入於太陰，熱勝則入於陽明。入於太陰，則陽負而多危，入於陽明，則陰盡而亦凶。其於寒熱往來時，以小柴胡雙解表裏之邪。柴胡、黄芩，清瀉半表之陽，人參、甘草，温補半裏之陰，則無偏陰偏陽，内傳藏府之患矣。

小柴胡湯

柴胡四錢　黄芩三錢　半夏三錢　人參二錢　甘草二錢　生薑三錢　大棗三枚

流水煎大半杯，熱服，覆衣。

嘔吐泄利

少陽經氣，隨陽明戊土下降，寒邪外束，甲木鬱塞，不能順降，逆侵戊土，戊土被賊，遂與少陽之經，痞結胸脇。凡心胸痞塞，脇肋鞕滿之證，皆少陽陽明兩經之上逆也。胃主〔5〕受盛，戊土賊於甲木，府氣鬱遏，不能容納水穀，故吐利並作。木賊土負，中氣被傷，陰虚則入陽明之府，陽虚則入太陰之藏。方其木邪肆虐之時，下見泄利，則以黄芩湯清其相火，上見嘔吐，則以黄芩半夏生薑湯降其逆氣。其半在少陽之經，半入陽明之府，則以大柴胡湯雙解經府

---

〔1〕衛　原作“胃”，據蜀本、集成本及上文“太陰主營”改。

〔2〕營氣　原脱，據蜀本、集成本及上文“營陰外束，衛氣欲出而不能”補。

〔3〕營氣　原作“衛氣”，據蜀本、集成本及上文“衛氣透發，則汗出”改。

〔4〕營鬱　原作“衛鬱”，據蜀本、集成本及上文“凡將汗而戰摇者，衛弱不能遽發也”改。

〔5〕主　原作“土”，據蜀本、集成本改。

之邪。其半在少陽之經,半入太陰之藏,而下見泄利,則以柴胡桂枝乾薑湯温其濕土,上見嘔吐,則以柴胡桂薑半夏湯降其逆氣也。

黄芩湯

黄芩三錢　芍藥三錢　甘草二錢　大棗三枚

流水煎大半杯,熱服。

治寒疫少陽經胸脇痞滿泄利者。

黄芩半夏生薑湯

黄芩三錢　芍藥三錢　甘草二錢　大棗三枚　半夏三錢　生薑三錢

流水煎大半杯,熱服。

治寒疫少陽經胸脇痞滿嘔吐者。

大柴胡湯

柴胡三錢　黄芩三錢　半夏三錢　大棗三枚　芍藥三錢　枳實三錢　大黄三錢　生薑三錢

流水煎大半杯,熱服。

治少陽經傳陽明府,胸脇痞滿,嘔吐泄利者。

柴胡桂枝乾薑湯

柴胡三錢　黄芩三錢　甘草二錢　桂枝二錢　乾薑三錢　牡蠣三錢　栝蔞三錢

流水煎大半杯,熱服。

治少陽經傳太陰藏,胸脇痞滿,泄利者。

柴胡桂薑半夏湯

柴胡三錢　黄芩三錢　乾薑三錢　桂枝二錢　甘草二錢　牡蠣三錢　栝蔞三錢　半夏三錢　生薑三錢

流水煎大半杯,温服。

治少陽經傳太陰藏,胸脇痞滿,嘔吐者。

寒疫之少陽與傷寒之少陽,病同而法亦不殊。凡見少陽諸證,非内傳於府,即内傳於藏。内連藏府而後,少陽經證日久不罷,方宜小柴胡湯增减治之。若不連藏府,而但經絡外病,則是三日少陽之證,總以太陽爲主,第宜紫蘇湯發表,無事大小柴胡湯也。

太陰經證

痛滿吐利

寒疫傳經,四日而至太陰,脾陰非旺,終不入藏,脾陰一旺,則不拘何日,皆可内傳。太陰以濕土主令,表鬱濕動,故病傳脾藏。土濕則中氣不運,傷寒太陰痛滿吐利之證俱起。衛氣鬱陷,皆[1]因於此。當補火燥濕,以回脾陽,則衛氣發宣而不陷没矣。

苓桂參甘厚朴湯

人參三錢　甘草二錢　乾薑三錢　茯苓三錢　桂枝三錢　厚朴三錢

流水煎大半杯,温服。

治寒疫太陰腹滿者。

苓桂參甘椒附湯

人參三錢　甘草三錢　桂枝三錢　茯苓三錢　蜀椒三錢,去目　附子三錢,炮　芍藥三錢　粳米半杯

流水煎大半杯,温服。

治寒疫太陰腹痛者。

參甘苓桂半夏湯

人參三錢　甘草二錢　茯苓三錢　乾薑三錢　半夏三錢　生薑三錢

流水煎大半杯,温服。

治寒疫太陰嘔吐者。

茯苓四逆加石脂湯

人參三錢　甘草二錢　乾薑三錢　茯苓三錢　附子三錢　石

---

〔1〕皆　原作“病”,據蜀本、集成本改。

脂三錢,生,研

流水煎大半杯,温服。

治寒疫太陰泄利者。

少 陰 經 證

厥逆吐泄

寒疫傳經,五日而至少陰,腎陰非旺,終不入藏,腎陰一旺,則不拘何日,皆可内傳。少陰以癸水而化君火,病則水旺而火衰,以水能勝火而火不勝水,自然之勢也。表鬱寒作,故病傳腎藏。水寒則侮土滅火,傷寒少陰厥逆吐泄之證俱起。衛氣陷敗,全〔1〕由於此。當補火瀉水,以回腎陽,則衛氣發達而不陷亡矣。

茯苓四逆加半夏湯

人參三錢　茯苓六錢　甘草三錢　乾薑三錢　附子三錢　半夏三錢

流水煎大半杯,温服。

嘔吐與泄利並見,加石脂。但見泄利,用茯苓四逆加石脂湯。方在太陰。四肢厥冷,踡臥惡寒,而不吐泄,但用茯苓四逆湯治之。

厥 陰 經 證

厥逆〔2〕發熱消渴吐泄

寒疫傳經,六日而至厥陰,肝陰非旺,終不入藏,肝陰一旺,則不拘何日,皆可内傳。厥陰以風木主令,下爲腎水之子,上爲君火之母,病則水火不交,下寒上熱。水勝則厥生,火復則熱發,厥而陽絶則死,熱而陽回則甦。

---

〔1〕全　原作"病",據蜀本、集成本改。

〔2〕逆　原作"陰",據蜀本、集成本及本章正文改。

寒疫之在少陰,但有厥逆,一傳厥陰,厥逆之極,多見發熱。其厥逆者,母氣也,其發熱者,子氣也。厥爲死機,熱爲生兆,厥熱勝復之際,不可不察也。

風木之性,疏泄而枯燥,土濕水寒,木鬱風動,腸竅疏泄,則爲泄利,肺津枯燥,則爲消渴。風木者,脾土之賊,其死者,死於水旺而土負,其生者,生於火旺而土勝。厥陰之泄利消渴日甚不已者,水勝而火息,土敗而木賊也。暖水以榮木,補火以生土,厥陰之法,不外此矣。

茯苓參甘薑附歸脂湯

人參三錢　甘草二錢　茯苓三錢　桂枝三錢　乾薑三錢　附子三錢　當歸三錢　赤石脂三錢

流水煎大半杯,溫服。

治寒疫厥陰厥逆泄利者。

參甘歸芍麥冬栝蔞湯

人參三錢　甘草三錢,生　當歸三錢　芍藥三錢　麥冬三錢　栝蔞根三錢

流水煎大半杯,熱服。

治寒疫厥陰發熱消渴者。

三陰治法

傷寒三陰之病,皆三陰藏證而非經證。經證者,四日太陰,五日少陰,六日厥陰,但在三陰之經,不入三陰之藏。法以太陽爲主,不論何日,總是麻黄湯證,不必另立三陰之門也。仲景三陰諸法,原爲三陰藏病而設。寒疫亦然,其但在三陰之經,總是紫蘇湯證,以其離經而入藏,不得不另立專法也。

其傳經而不傳藏者,六日經盡,自能汗解。緣裏陽不虛,衛無内陷之由,正復邪衰,自然外發。凡過期纏綿不得汗解者,皆陰盛而入藏也。陽盛入府,則潮熱汗出而不解,陰盛入藏,則厥冷無汗而不解。寒疫入府者少,入藏者多。溫疫之死,死於陽旺而入府,寒疫之死,死於陰旺而入藏。

小兒痘病,即大人之寒疫。其陽虛衛陷,痘瘡癢塌而死者,皆陰盛而入藏也。

寒疫之感,受在太陽少陰兩經。寒水之氣旺,感於太陽之經,則傳於少陰之藏。少陰主水,五藏之陰,莫盛於少陰,太陰厥陰之病,悉因少陰之水旺,瀉癸水而益丁火,三陰之通法也。

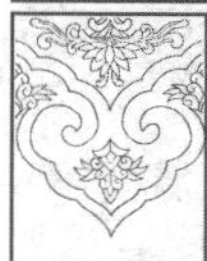

小兒痘病，即大人寒疫。寒傷營血，營閉而衛鬱，衛氣外發則生，内陷則死。非解仲景《傷寒》，不知寒疫，非解寒疫，不知痘病。但以先聖無言，古經[1]闕載，後世庸工，未燭[2]厥[3]理，涉水迷津，鑿山罔道，靈關弗啟，玄鑰難開。篇章累架，悉憑虚公子[4]之言，著作連箱，皆烏[5]有先生[6]之論。致令孩提不禄[7]，襁負[8]夭亡[9]，方出人關，已登鬼録[10]，縱使昔之壽民，且爲今之殤子。痛此億萬嬰童，横罹冤酷，怛然悲惋，心折[11]骨驚，作痘病解。

痘病解第三

痘病根原

痘病者，寒疫之傷營血也。此因木火發泄，營陰

〔1〕經　原作"今"，據蜀本、集成本改。
〔2〕燭　明也。《文選·西京賦》："光炎燭天庭。"《薛注》："燭，猶明也。"引申爲洞悉。
〔3〕厥　《爾雅·釋言》："厥，其也。"
〔4〕虚公子　虚擬之人名，本無其人。《文選·西京賦》："有憑虚公子者。"
〔5〕烏　原作"非"，據蜀本、集成本改。
〔6〕烏有先生　虚擬之人名，本無其人。《史記·司馬相如傳》："烏有先生者，烏有此事也。"
〔7〕不禄　夭折也。《禮·曲禮》："壽考曰卒，短折曰不禄。"
〔8〕襁負　以襁褓背負也。《論語·子路》："襁負其子而至矣。"
〔9〕亡　原作"年"，據蜀本、集成本改。
〔10〕鬼録　死者之名籍也。《文選·與吴質書》："昔年疾疫，親故多罹其災，觀其姓名，已爲鬼録。"
〔11〕心折　猶言心碎，諭傷感至極。《文選·别賦》："有别必怨，有怨必盈，使人意奪神駭，心折骨驚。"

不斂,是以寒侵於血分。寒傷大人,則爲寒疫,小兒〔1〕則爲痘證,其〔2〕病一也,而證則異焉。

氣統於肺,血藏於肝,肺氣清涼而降斂,肝血温煖而升發,自然之性也。血性宣揚,而寒性閉澀,寒傷營血,閉其皮毛,營愈閉而愈欲發。發而不透,外束衛氣,故衛鬱而爲熱。六日經盡,衛氣鬱隆,發於汗孔,形同豆粒,是以名痘。小兒寒水蟄藏,相火未泄,皮毛之密,異於大人,故感冒寒疫,衛鬱而痘發。痘粒圓滿,衛鬱散布,則熱退而病除矣。

小兒未嘗不感傷寒,而未始病痘,至寒疫之邪,纏綿固澀,最難解散,小兒肌膚緻密,感之則痘生焉。

嶺南塞北,不見此病。地暖則孔竅不閉,地寒則皮毛不開,故感而不傷也。

痘病消長

小兒寒疫傳經,亦同大人,一日太陽,二日陽明,三日少陽,四日太陰,五日少陰,六日厥陰。六經俱盡,衛氣外發,而生痘粒。一經之鬱散,則一經之病解。七日太陽病衰,八日陽明病衰,九日少陽病衰,十日太陰病衰,十一日少陰病衰,十二日厥陰病衰,衛氣盡達,而痘愈矣。

陽盛者,經陽司氣而熱鬱於外,陰盛者,藏陰當權而寒鬱於内。陽盛則紅白而起發,陰盛則紫黑而塌陷,以陽長而陰藏,其性然也。起發則生,塌陷則死,故陰不可長而陽不可消。陽莫盛於陽明,陰莫盛於少陰,陽盛則陽明之經病也,陰盛則少陰之藏病也。藏陰太盛,寒及於經,而絡中之陽亦消,經陽太盛,熱連於府,而藏中之陰亦耗。藏寒則宜温補,而府熱不可寒瀉,補則衛發而痘長,瀉恐衛陷而痘消。明於消長之理,崇陽明而黜少陰,痘家不易之法也。仲景《傷寒》少陰之篇:少陰負趺陽者,爲順也,趺陽,胃脈。實痘病之

---

〔1〕兒 原作"人",據蜀本、集成本改。
〔2〕其 原脱,據蜀本、集成本補。

玉策金繩[1]也。

熱吉寒凶

痘發於陽盛而外熱,陷於陰盛而内寒,是以感病之時,熱甚者吉,熱微者凶。

發熱三日,三陽之盛也。發熱二日,則太陽之陽虚,故一日不熱。發熱一日,則陽明之陽虚,故二日不熱。陽虚則衛鬱不發,即暫時略發,而究不茂長,終必塌陷。一入三陰之藏,熱退寒生,死不可醫矣。

陽貴陰賤,凡病皆然,至於痘家,尤爲甚焉。陰貴之證,除温病、温疫、傷寒陽明實證外,他未嘗有也。是以三陽之經熱,痘家之生途,而一見少陰之寒來,即寓死機,恐其寒來而熱不繼發也。三陰之藏寒,痘家之死路,而一見厥陰之熱發,即爲佳兆,喜其熱發而寒不再來也。其陽復而熱過者,瘠蝕癰潰,不無後患,然既已出死路而登生途,縱治法乖違,未免損傷,究爲肢體殘缺之人,猶勝作官骸周全之鬼也。

抑陰扶陽

痘家自始至終,全賴陽旺。陽減一分,則其異時發達收結,必有一分欠缺。其甚則紅紫凹塌,而衛氣不升。其次則灰色平陷,而衛氣不長。其次則泡殼空虚,而衛氣不充。其次則皮膚脆嫩,而衛氣不斂。衛有不到之處,即人有危亡之憂,縱毫無欠缺,痂退病除,而瘢色老嫩,猶關性命。

黑者上吉,紅者無慮,白者終凶。黑者,陽旺而熱盛也。紅者,陽平而熱調也。白者,陽虚而熱敗也。

凡見諸證,當竭力扶陽,以挽末路。惟煩熱頻作,痘色枯焦,此少陽相火之旺,厥陰風木之鬱。緣木司營血而主色澤,血虚不能華

---

〔1〕玉策金繩　以玉爲簡,謂之玉策。以金爲繩,編束玉策,謂之玉策金繩,秘籍之稱謂也。《後漢書·方術傳序》:"然神經怪牒,玉策金繩,關扃於明靈之府,封縢於瑶壇之上者,靡得而闚也。"

色,而風木消爍,愈失光潤,故見枯焦。宜以柴胡、黄芩、地黄、芍藥,瀉相火而滋風木。

肌膚白華,原非下證,痘家誤服硝黄而反起發豐潤者,正是此種。此是誤用而誤效,雖能奏效,究竟是誤。庸工見其偶效,以爲痘有下證,死有餘辜者也。

太陽經證

頭痛腰痛發熱惡寒嗽喘噓噴

太陽在六經之外,皮毛之分,次則陽明,次則少陽,次則太陰,次則少陰,次則厥陰,近於骨矣。衛司於肺,營司於肝,營行脈中,衛行脈外,而總統於太陽。

寒自外感,而傷營血,故太陽先病。寒性閉澀,竅開[1]寒入,閉其皮毛,血不得泄,是以傷營。陰内陽外,氣之常也。寒傷營血,皮毛閉塞,營陰欲泄,膚無透竅,外乘陽位,束其衛氣。衛氣内鬱,則遏閉而爲熱,營血外束,則收藏而爲寒。陰陽易位,彼此纏迫,故發熱而惡寒也。太陽之經,自頭下項,行身之後,經氣迫束,故頭項、腰脊、骨節俱痛也。皮毛外闔,肺氣壅遏,逆行上竅,泄之不及,故嗽噓喘促也。營血遏鬱,木氣不暢,肝木不升,則振撼而爲悸,膽木勿降,則懸虚而爲驚也。足少陽行於身後,手厥陰行於中指,少陽之相火上逆,故耳後筋紅,厥陰之相火下陷,手厥陰亦爲相火。故中指節冷也。

營爲寒侵,束閉衛氣,衛氣不達,鬱而生熱,是營傷而衛病也。宜[2]紫蘇湯,蘇葉發其皮毛,杏仁利其肺氣,桂枝通經而行營血,甘草培土而補中氣,使寒隨汗散,營開而衛泄,則不生痘病矣。

紫蘇湯

蘇葉三錢　桂枝一錢　杏仁二錢,泡　甘草一錢,炙

---

〔1〕竅開　原作"開竅",據蜀本、集成本改。

〔2〕宜　原脱,據蜀本、集成本及本書前後文例補。

流水煎半杯,熱服,覆衣,取汗。

治小兒寒疫太陽經證,而未成痘者〔1〕。

冬月寒盛,須以麻黄發之。

陰陽盛衰〔2〕

太陽一經,三陽三陰之綱領也,陽盛則外傳三陽之經,陰盛則内傳三陰之藏。陽盛者,三陽當令,經熱外發,則藏陰退避而内寒不生,陰盛者,三陰司權,藏寒内動,則經陽敗没而外熱不作。陽盛則善長,故紅〔3〕腫而外發,陰盛則善藏,故黑塌而内陷。外發則衛氣升達而人生,内陷則衛氣淪亡而人死。陽盛者順,陰盛者逆,自然之理也。究之病在太陽,不早解表寒,其内傳六經,衛鬱痘發,已爲順中之逆。若於痘形未見之先,早以表藥解之,令其寒散衛泄,痘粒不生,是爲順中之順也。

庸工謬妄,以爲藏府之毒,不知解表,而又以寒瀉敗其胃氣〔4〕,小兒夭枉,千載奇冤。此輩穰穰,何可勝誅也。

停水不消

太陽膀胱,職司水道,陽衰土濕之家,水不歸壑,乘表寒外閉,裏水鬱發,逆行陽位,客居心下。或原無停水,而渴飲茶湯,蓄積不化。水氣阻格,肺胃不降,多生嘔噦咳喘之證,肝脾不升,多有泄利淋澀之條。水旺則火土雙敗,異日黑陷之基,實伏於此。是宜表裏雙解之蘇桂薑辛湯,蘇葉瀉其衛氣,桂枝行其營血,甘草培土,芍藥瀉木,半夏、細辛、乾薑、五味,降衝逆而止咳嘔。裏氣調而表鬱宣,積水化汗,泄於皮毛矣。

蘇桂薑辛湯

蘇葉三錢　桂枝一錢　甘草一錢　芍藥一錢　半夏二錢,洗　細

---

〔1〕治小兒寒疫太陽經證,而未成痘者　原脱,據蜀本、集成本及本書前後文例補。

〔2〕陰陽盛衰　原作“陰盛陽衰”,據蜀本、集成本改。

〔3〕紅　原作“縱”,據蜀本、集成本改。

〔4〕胃氣　原作“衛氣”,據蜀本、集成本及上文“不知解表”改。

辛一錢　乾薑一錢　五味一錢

流水煎半杯,熱服,覆衣。

治太陽經證痘未發,而有水氣停阻者[1]。

若下利,加赤石脂一錢。若渴者,去半夏,加栝蔞根二錢。若小便不利,加茯苓二錢。若喘者,加杏仁一錢。若噎者,加附子一錢。

煩渴發熱

太陽未傳陽明,不作煩渴,内連陽明,衛鬱發熱,而外泄無路,煩渴乃生。以胃府燥氣,因表鬱而裏應也。此在大人,或有表解而病此者,小兒不得汗泄,必連表證。宜白虎加元麥紫蘇湯[2],清金而發表。氣虚者,加人參以益氣,防其渴止陽亡而衛氣虚敗也。

白虎加元麥紫蘇湯

石膏二錢,生　知母一錢　甘草一錢　粳米半杯　元參一錢　麥冬三錢,去心　紫蘇三錢

流水煎至米熟,取半杯,熱服,覆衣。

治太陽經證未解,而見煩渴者[3]。

人參白虎加元麥紫蘇湯

石膏一錢　知母一錢　甘草一錢[4]　粳米半杯　人參一錢　元參一錢　麥冬三錢　紫蘇三錢

流水煎至米熟,取大半杯,熱服,覆衣。

治證同前[5]而氣虚者[6]。

寒疫之證,藏府亦生濕寒,燥熱者頗少。小兒相火未泄,陽旺

---

〔1〕治太陽經證痘未發,而有水氣停阻者　原脱,據蜀本、集成本及本書前後文例補。

〔2〕白虎加元麥紫蘇湯　原作"白虎加元參麥冬紫蘇湯",據蜀本、集成本及本章方名改。

〔3〕治太陽經證未解,而見煩渴者　原脱,據蜀本、集成本及本書前後文例補。

〔4〕甘草一錢　原脱,據蜀本、集成本及人參白虎湯組成補。

〔5〕治證同前　原脱,據蜀本、集成本及本書前後文例補。

〔6〕而氣虚者　原脱,諸本均同,據本節正文"氣虚者,加人參以益氣",本書卷二人參白虎加元麥湯"治寒疫太陽經罷,氣虚煩渴者"例補。

之人,多有此證,白虎法不可不備也。

血升鼻衄

太陽未傳陽明,衛鬱非盛,尚無衄證,一傳陽明,衛氣鬱遏,經絡勿容,逆循鼻竅,衝逼營血,則見衄證。衄則衛鬱升泄,痘可不生。然衄解較之汗解,損傷頗重,且恐衛鬱不盡發泄,而衄後陽虚,痘不茂長,則反壞大事。於其脈浮發熱,鼻燥口乾,衛鬱欲衄之時,以紫蘇石膏地黄湯瀉衛鬱而涼血蒸,表解汗泄,則衄證免矣。

紫蘇石膏地黄湯〔1〕

蘇葉三錢　桂枝一錢　杏仁一錢　甘草一錢　石膏一錢　生地一錢　麥冬三錢　丹皮一錢　生薑一錢　大棗一枚

流水煎半杯,熱服,覆衣。

治太陽將傳陽明,脈浮發熱,鼻燥口乾,欲作衄證者〔2〕。

陽 明 經 證

嘔吐泄利

陽明之經,在肌肉之分,皮毛之内,太陽經病,以次相傳,二日則及陽明。其經挾口環脣,行身之前,經氣上壅,故鼻乾口燥而胸滿。胃者,水穀之府,一傳陽明,必見吐泄。以少陽甲木,從陽明戊土下行,表寒束迫,陽明經氣不能順降,壅硋甲木下行之路。甲木鬱遏,而賊戊土,胃府被逼,失其容受之量,水穀在中脘以上者則爲嘔吐,在中脘以下者則爲泄利。

嘔利者,入府入藏之先機也。陽明胃府,從燥金化氣,太陰脾藏,以濕土主令,陽盛則嘔泄亡陰,入府而生熱,陰盛則吐利亡陽,入藏而生寒。

寒疫之病,大人衛泄而汗解,小兒衛發而痘生,全恃乎胃陽盛

---

〔1〕紫蘇石膏地黄湯　原作"紫蘇地黄石膏湯",據蜀本、集成本及本節正文改。

〔2〕治太陽將傳陽明……欲作衄證者　原脱,據蜀本、集成本及本書前後文例補。

而燥氣長也。於其嘔泄方作之時[1],扶陽明而抑太陰,一定之法也。

紫蘇葛根升麻湯

蘇葉[2]三錢 葛根二錢 桂枝一錢 芍藥一錢 甘草一錢 升麻一錢

流水煎半杯,温服。

治陽明經泄利者。

紫蘇葛根半夏湯

蘇葉三錢 葛根三錢 桂枝一錢 芍藥一錢 半夏二錢 生薑一錢 甘草一錢

流水煎半杯,温服。

治陽明經嘔吐者。

發熱出痘粒滿痂生

小兒痘證,原於衛鬱,衛陽極盛,而後外發。陽莫盛於陽明,表寒外束,陽氣鬱隆,是以發熱。日傳一經,而至少陽,三陽俱病,衛鬱盛發,故發熱三日,而見痘形。四日太陰,五日少陰,六日厥陰,正陽當令,六經俱周。三陽不消,三陰不長,衛氣鬱滿,經脈莫容,既無内陷之竅,自當外尋出路,而發於汗孔。汗孔一開,衛氣外泄則爲汗。寒束竅閉,汗孔莫開,衛氣升騰,衝突皮膚,穹隆起發,是以成痘。

痘者,衛鬱外發,而不得汗泄者也。此在大人,經脈疏闊,而衛氣虚損,六日之内,滿而不實,經盡之後,又能汗解,故無痘證。小兒衛盛陽滿,竅隧緊密,外感寒淫,肌表不泄,與大人同病,而證狀懸絶,發爲顆粒。此痘病之原由也。

衛氣莫泄,發越豐隆。再三日而痘粒完滿,再三日而衛鬱透徹,痂生熱化,病退而人安矣。

---

〔1〕方作之時 原脱,據蜀本、集成本、石印本補。

〔2〕蘇葉 原作"紫蘇",諸本均同,據紫蘇湯、紫蘇葛根半夏湯改。

凡諸瘡痍,血肉腫潰,膿成必泄。痘粒之腫,不關血肉,只是衛氣衝騰,皮膚泡起。經陽升發,氤氳靉靆[1],影影如漿,其實非膿。經熱外爍,皮膚焦結,痂落皮損,是以成麻。計其起落,十有二日,而後病愈。

大人病此,多愈於六七日之間者,六經既徧,邪退正復,自能汗解。小兒無汗,衛氣不泄,是以再加六日,衛鬱發盡,結爲痘證,粒滿痂生,而後病退。其衛盛者,六、七、八日,經盡而即起。其衛虚者,十七八日,三經周[2]而後平也。

紅白消長

痘病衛鬱營内,外發則生,内陷則死,而其外發之權,全賴乎陽明之經。營生於太陰,衛化於陽明,肝藏血而脾乃生血之本,肺藏氣而胃爲化氣之原也。

營内衛外,自然之位,寒傷表閉,衛氣不得外行而反内鬱,營血不得内守而反外束。衛氣發於營血之内,是以痘粒初生,營血包裹,全是紅色。太陰虚而陽明盛,則衛陽外發而營不能閉。方其初發,重圍未透,營血朦朧,紅不遽退。及其升發[3]散越,透徹無鬱,營陰退落,紅綫繞根,光圓白潤,血色全消矣。衛統於肺而外司皮毛,衛虚則泡殼清薄,衛盛則泡殼蒼厚。陽氣醇濃,霧灑煙霏,游溢升騰,鬱鬱藹藹,衛氣全升,經熱盡泄於痘泡之内,鬱消熱化,殼鞕皮焦,痂落瘡平,初[4]於經藏無傷也。太陰盛而陽明虚,則營陰外閉而鬱不能發。縱竭力升發,而羣陰障蔽,不得外達,血色迷濛,久而莫消。衛氣鬱抑[5],勢必内陷,衛陷則痘粒癟塌而命殞矣。

衛鬱則紅變而紫,衛陷則紫轉而黑。庸愚見其紅紫,以爲血熱

---

〔1〕靉(ài 愛)靆(dài 代)　混濁不明貌。《慧琳音義》埤蒼云:"靉靆,雲氣下明也。"王逸注《楚辭》云:"日月晻然無光也。"

〔2〕周　原脱,據蜀本、集成本補。

〔3〕發　原作"陽",諸本均同,據醫理及下文"縱竭力升發"改。

〔4〕初　凡列本其事者皆言初。《左傳》隱元年:"初,鄭武公娶於申。"

〔5〕抑　原作"陷",據蜀本、集成本及上下文義改。

毒深,而用涼解之劑,助其内[1]陷。赤子夭殤,禍流千載,念之眥裂冠衝,輒欲死鞭其屍,生拔其舌!悠悠蒼天,此恨何極也!

參耆丹桂紅藍湯

人參二錢　黄耆二錢　桂枝一錢　芍藥一錢　甘草一錢　丹皮二錢　紅花一錢

流水煎半杯,熱服。

治色紅過經不退者。

發紫變黑頂平根散

痘粒初生,營陰閉束,衛氣衝發,紅點外形。及至衛氣盛發,突圍而出,營血退縮,周外環繞,痘泡圓白,紅根如綫。其紅根之緊細者,衛氣之衝逼也,其白泡之豐圓者,營血之斂束也,此爲營衛之俱盛。

營衰則紅根散漫,斂束不緊,衛衰則白頂灰平,升發不快,營衛俱衰,則頂平而根散,不能圓緊也。其衛氣更虚者,重圍不透[2],血色終存。衛氣沸鬱,燥悶煩渴,則紅變而紫,及其陷没,則紫變而黑。其極虚者,一鬱遂陷,不作熱煩,則紅變而黑,紫不久駐。其紅、其紫、其黑,皆陰盛陽虚,衛氣不能外發也。

參耆桂麻湯

人參二錢　甘草一錢　黄耆三錢　桂枝一錢　升麻一錢

流水煎半杯,温服。

治頂平者。

參歸芍藥湯

人參一錢　甘草一錢　當歸三錢　芍藥三錢,醋炒

流水煎半杯,温服。

治根散者。

---

〔1〕内　原作"亡",據蜀本、集成本改。

〔2〕重圍不透　原作"重圓重透",蜀本作"重圍已透",他本均作"重圓已透"。據前文"及至衛氣盛發,突圍而出"、後文"其紅、其紫、其黑,皆陰盛陽虚,衛氣不能外發也"改。

參耆藍蘇石膏湯

人參三錢　甘草一錢　黄耆三錢　石膏二錢　蘇葉三錢　紅花二錢　升麻一錢　丹皮一錢

流水煎半杯,温服。

治色紫而煩渴者[1]。

如無煩渴,去石膏[2]。

鬱重粒多蒙頭鎖項抱鼻環脣腫消眼閉[3]

痘病營閉衛鬱,鬱輕者稀,鬱重者密。密之極者,衛鬱不能盡發,危證也!此當用清補温散之劑,使衛旺表疏,陽鬱盡發,不至死也。

蒙頭鎖項者,足三陽之不降也。手之三陽,自手走頭,足之三陽,自頭走足,而總由於項。陽根下弱,營陰閉束,經氣不降,故頭項偏多。太陽在後,陽明在前,少陽在側,各有其部,而悉緣陽明之弱。陽明者,三陽之長,陽明不降,故太少二陽逆行而上也。抱鼻環脣者,陽明[4]之不降也。手足陽明之經,挾鼻環脣,陽明不降,故環抱於口,亦以陽明之虚也。四肢秉氣於脾胃,脾旺則氣達手足之掌,胃旺則氣達手足之背。足之三陰,皆隨太陰而上升,足之三陽,皆隨陽明而下降。太陰主營,陽明主衛,痘者衛氣之鬱發,則關乎陽明而不關乎太陰。衛氣晝行於六陽,夜行於六陰,手足背外之痘,陽明之氣也,手足掌内之痘,亦陽明之氣也。陽明旺則發布於手足,陽明虚則上壅於頭面。此當補陽明以壯衛氣,使衛氣四達,亦可生也。

其升發之時,鬱重粒多,頭面偏密者,膚腫眼合,自是常事,若腫消而眼閉[5]者,即衛氣之陷也。亦當補陽明以益衛,疏太陰以

---

〔1〕治色紫而煩渴者　原作"治色紫者",據蜀本、集成本及本節"燥悶煩渴,則紅變而紫"改。

〔2〕如無煩渴,去石膏　原脱,據蜀本、集成本及石膏治證補。

〔3〕眼閉　原作"眼開",據蜀本、集成本及本節正文"膚腫眼合,自是常事"改。

〔4〕陽明　其下原衍"經"字,據蜀本、集成本及下文"陽明不降"删。

〔5〕眼閉　原作"眼開",據蜀本、集成本及上文"膚腫眼合"、下文"衛氣之陷"改。

開營,使營散而衛發,萬無一〔1〕失也。

參耆薑蘇石膏湯

人參二錢　甘草一錢　黄耆三錢　石膏一錢　大棗三枚　蘇葉三錢　生薑一錢

流水煎半杯,温服。

治痘密者。

參甘苓夏湯

人參三錢　甘草二錢　茯苓三錢　半夏三錢

流水煎半杯,温服。

治痘抱鼻環脣者。

參耆麻桂紅藍湯

人參三錢　甘草一錢　黄耆三錢　桂枝一錢　丹皮一錢　紅花一錢　升麻一錢

流水煎半杯,温服。

治腫消眼閉〔2〕者。

陽 明 府 證

潮熱譫語腹痛便秘

痘粒外發,全賴陽明之旺,陽氣太盛,則自陽明之經而入陽明之府。寒疫陰盛而入藏者多,陽盛而入府者少,痘病之死,皆由陰盛而陽陷也。陽盛入府,萬不一死,是爲上吉。但府燥便結,陽氣過亢,亦當滋其腸胃,以救藏陰,不可輕用承氣。傷寒表證未解,誤服下藥,陷其表陽,則生結胸心痞諸變,寒疫亦然。痘病衛氣升達,最忌表陽内陷,承氣之證,未易多見也。設其譫語潮熱,腹痛便澀,恐其土燥陰亡,不得不瀉,則以承氣而加滋潤之藥下其糟粕,以瀉胃熱而不至傷其精氣。自〔3〕非然者,硝黄枳朴,寒瀉脾胃之劑,不宜孟浪也。

---

〔1〕一　原脱,據蜀本、集成本補。

〔2〕眼閉　原作“眼開”,據蜀本、集成本改。

〔3〕自　假如也,與“非”連用。《左傳》成十六年:“自非聖人,外寧必有内憂。”

蓋大人寒疫,而傳胃府,胃陽鬱發,毛理蒸泄,表寒盡解,全是内熱。汗去土焦,燥糞堵塞,不用攻下,胃火燔蒸,無從渫越。恐三陰枯槁,精液消亡,故有緩攻之法,又有急下之條。小兒寒束表密,汗液未亡,金土燥熱,不至如大人之甚。緩攻之疾,固宜詳審,急下之病,更當斟酌。以承氣之法,能亡陽盛之微陰,最瀉陰盛之微陽。小兒一綫生陽,甚易撲滅,而痘粒發達,專憑胃氣,倘其一下而衛陷,則大事壞矣。

天地蓯蓉湯

生地三錢　天冬二錢　甘草一錢,生　肉蓯蓉三錢　麻仁二錢,炒,研　白蜜半杯　阿膠二錢,炒,研　當歸二錢

流水煎一杯,分服。

治陽明府證,胃燥便結,不必攻下者〔1〕。

傷寒表寒未解,無服承氣之法,服則表陽必陷,禍變即生。小兒痘病,以不得汗泄,故衛氣鬱衝,而發顆粒,無表解出痘之理。而痘粒升達,全恃衛氣,衛氣發越,專賴胃陽。一服下藥,胃陽敗瀉,衛氣必陷,竊謂痘病,必無服承氣之法。設其胃燥便結,確有下證,用蓯蓉滋潤腸胃,以滑大便,不可輒用寒瀉也。

小承氣加生地蓯蓉湯

大黄三錢　厚朴二錢,炒　枳實二錢,炒　肉蓯蓉三錢　生地三錢　白蜜半杯

流水煎大半杯,分,熱服。

調胃承氣加生地蓯蓉湯

大黄二錢　甘草一錢　芒硝二錢　肉蓯蓉三錢　生地三錢　白蜜半杯

流水煎大半杯,分,熱服。

大承氣加生地蓯蓉湯

大黄三錢　枳實二錢　芒硝二錢　肉蓯蓉三錢　生地三錢　白

---

〔1〕治陽明府證,胃燥便結,不必攻下者　原作“治胃燥便結者”,據蜀本、集成本及本節正文改補。

蜜半杯 厚朴二錢

流水煎大半杯，分，熱服。

痘病陽盛則吉，陰盛則凶，凡諸死證，皆由陰盛而衛陷，斷無陽旺而人亡者。寒疫藏寒者多，府熱者少，即其陽旺入府，而表寒未解，亦無服下藥之法。余謂痘家縱有承氣證，必不可服承氣湯，存此承氣三法，以備非常之變，非爲尋常痘證設也。

乃有妖〔1〕魔下鬼，無知造孽，妄作《瑣言》、《正宗》諸書，以禍天下。羣愚貿昧，醉夢習之，動以大劑硝黄斃人性命。天道神明，人不可以妄殺，此輩只可擔糞，何敢業醫！窮凶肆虐，罪大惡極，生無人誅，死逃鬼責，吾不信也！

少陽經證

驚悸吐泄寒戰發熱

少陽之經，在筋脈之分，肌肉之内，陽明經病，以次相傳，至三日及少陽。其經自目循耳，行身之側，下頸而合缺盆，由胸而走脇肋。從相火化氣，右降而歸癸水。病則經氣不降，逆剋戊土，陽明壅塞，心胸滿脹，愈阻少陽降路，遂與陽明之經痞結心胸脇肋之間，故有膈痛心痞之證。相火上炎，濁氣升騰，故有口苦咽乾，目眩耳聾之條。戊土困於甲木，胃府逼窄，水穀莫容，故作吐泄。吐泄亡陰，則入陽明之府，吐泄亡陽，則入太陰之藏。入藏入府，裏氣鬱滿而表氣壅硋，則有少陽諸證。若藏府鬆暢，中氣調和，但傳少陽之經，諸證不作也。

少陽甲木，生於壬水而降於癸水，而其下行，則隨戊土。戊土下降，而甲木從之，水土栽培，根本不摇，是以膽壯。陽明既病，兩經俱逆，膽木虚飄，故生驚悸。位居陽明之裏，太陰之表，太陰主營，陽明主衛，營陰外束，衛氣欲出，鼓盪振摇，則爲寒戰。衛氣鬱發，陽勝而熱，則寒往矣，勝極而衰，營陰閉藏，又復如初，陰勝而

〔1〕妖 原作“么”，據蜀本、集成本改。

寒,則熱往矣,故少陽之經,有寒熱往來之證。營衛相爭,久分勝負,寒勝則入於太陰,熱勝則入於陽明。入於陽明,則有生而無死,入於太陰,則有死而無生。其入藏入府,或死或生之機,總卜寒熱之勝負。當其熱來而寒往,即爲陽勝之徵,及其熱往而寒來,便是陰勝之候。最可慮者,寒來而熱不能來,熱往而寒不能往也。

其在大人,寒戰而熱來,即望汗解,其在小兒,寒戰而熱來,即望痘生,往來寒熱勝負之際,不可以不察也。

小柴胡湯

柴胡三錢　黄芩一錢　人參一錢　甘草一錢　半夏三錢　生薑二錢　大棗三枚

流水煎半杯,温服。

治寒熱嘔吐者。

柴胡芍藥石膏湯

柴胡三錢　黄芩三錢　人參一錢　甘草一錢　半夏二錢　生薑二錢　大棗三枚　芍藥二錢　石膏二錢,生,研

流水煎大半杯,分,温服。

治少陽熱勝,半入陽明者。

柴胡桂枝乾薑湯

柴胡二錢　半夏二錢　人參一錢　甘草一錢　生薑二錢　大棗三枚　乾薑二錢　桂枝一錢

流水煎半杯,温服。

治少陽寒勝,半入太陰者。

少陽居陰陽之半,半表陽旺,則熱勝而入府,半裏陰旺,則寒勝而入藏,吉凶生死,悉判於此。庸愚妄作,以寒戰爲内熱,而用瀉下。此輩昏狂獰惡,不安下愚,敢肆凶頑,以禍蒼生,可恨也!

太陰經證

腹滿心痞嘔吐泄利

痘病四日,但傳太陰之經,不入太陰之藏,此爲順證。陰勝寒

作,則入於藏,傷寒痛滿吐利之條,次第發矣。《傷寒》:太陰之爲病,腹滿而吐,食不得下,自利益甚,時腹自痛。若下之,則胸下結鞕。

蓋太陰以濕土主令,固有藏寒四逆之證,《傷寒·太陰》:以其藏有寒故也,當温之,宜服四逆。而陽敗濕淫,實爲脾病之根。濕者,脾土之本氣,寒者,腎水之客氣,究之己土之濕,亦緣癸水之旺。戊土降於火位,故其性燥,己土升於水分,故其性濕。土生於火而火死於水,火勝而土燥,則土能剋水,水勝而土濕,則水反侮土,火土雙敗,水邪淩侮,是以脾藏濕寒也。濕旺而燥衰,寒增而熱減,則太陰日勝,陽明日負,營血日長,衛氣日消,痘家癢塌黑陷[1]之根,全由於此。凡諸死證,無不緣於脾陰勝而胃陽負也。治太陰之藏,養中扶土,補丁火而瀉癸水,無踰於茯苓四逆一方矣。

茯苓參甘厚樸湯

人參一錢　甘草一錢　乾薑一錢　茯苓三錢　桂枝一錢　厚樸一錢

流水煎半杯,温服。

治太陰腹滿者。

苓桂參甘椒附湯

人參一錢　甘草一錢　桂枝一錢　茯苓三錢　蜀椒一錢　附子二錢　芍藥一錢　粳米半杯

流水煎半杯,温服。

治太陰腹痛者。

參甘薑苓半夏湯

人參一錢　甘草一錢　茯苓三錢　乾薑一錢　半夏二錢　生薑一錢

流水煎半杯,温服。

治太陰嘔吐者。

茯苓四逆加石脂湯

人參二錢　甘草一錢　乾薑二錢　附子二錢　茯苓三錢　石脂一錢,生用

---

〔1〕陷　原作"塌",據蜀本、集成本改。

流水煎半杯,温服。

治太陰泄利者。

少 陰 經 證

咽痛吐泄踡臥四逆發癢黑陷便血便膿潰爛無痂痘疔堅石〔1〕

痘病五日,但傳少陰之經,不入少陰之藏,此爲順證。火敗寒勝,則入腎藏,《傷寒·少陰》欲寐、踡臥惡寒、四肢厥逆、咽痛吐利之條,陸續見矣。少陰從君火化氣,病則水勝而火敗,寒長而熱消,必至之勢也。

少陰脈循喉嚨,寒水上淩,相火失根,甲木逆衝,是以咽痛。寒水侮土,中氣崩潰,胃逆則嘔,脾陷則利。陽動而陰静,陰勝陽奔〔2〕,水旺火熄,故踡臥惡寒而但欲寐也。脾胃並主四肢,寒水侮土,四肢失温,故手足厥逆。陽勝則衛氣發達而肌膚鮮華,陰勝則衛氣淪鬱而皮毛黎〔3〕黑。衛氣幽埋〔4〕,不能發越,故鬱而爲癢。既不外發,則當内陷,勢無中立之理,是以癢則必塌,而黑則必陷也。水寒土濕,風木鬱陷,疏泄不藏,是以便血。濕寒凝澀,膏血腐敗,風木失榮,是以下膿。衛氣者,所以熏膚而充身,衛肌腠而斂皮毛,陽虚衛敗,則肌膚失其收斂,潰爛而無痂殼。陽性鬆活,陰性石堅,寒水堅凝而石,故主痘疔。陰莫盛於少陰,所謂腎者主水,受五藏六府之精而藏之,《素問》語。故陰氣獨盛。痘家死證,悉〔5〕以腎陰之盛也。

甘桔元射湯

甘草二錢　桔梗二錢　元参一錢　射干一錢

---

〔1〕石　原脱,據蜀本、集成本及本節正文"陰性石堅"、本節參甘桂附紅藍湯證"治痘疔堅石"補。

〔2〕奔(fèn 憤)　《集韻》:"奔,覆敗也。"《詩·大雅·行葦傳》:"奔軍之將。"

〔3〕黎　通"黧"。《正韻》:"黎,黑也,與黧同。"

〔4〕埋　原作"理",形近之誤,據蜀本、集成本改。

〔5〕悉　原脱,據蜀本、集成本補。

流水煎半杯,熱服。

治少陰[1]咽痛者。

茯苓四逆湯

茯苓三錢　人參一錢　甘草一錢　乾薑二錢　附子二錢

流水煎半杯,温服。

治踡卧惡寒,四肢厥冷者。

嘔吐,加半夏、生薑。泄利,加石脂。與太陰同法。

茯苓桂枝參甘耆附麻蘇湯

人參三錢　甘草一錢　茯苓三錢　桂枝二錢　黄耆三錢　附子二錢　升麻一錢　紫蘇三錢

流水煎半杯,温服。

治癢塌黑陷者。

桂枝芍藥黄土湯

甘草一錢　白朮二錢　附子二錢　阿膠一錢　生地一錢　桂枝一錢　芍藥二錢　竈中黄土三錢

流水煎半杯,温服。

治便血者。

桃花湯

乾薑三錢　粳米半杯　赤石脂三錢

流水煎至米熟,取半杯,入石脂末五分,温服。

治便膿血者。

苓桂參甘黄耆湯

人參一錢　甘草一錢　茯苓二錢　桂枝一錢　黄耆三錢

流水煎半杯,温服。

治潰爛無痂者。

參甘桂附紅藍湯

人參一錢　甘草一錢　茯苓三錢　桂枝一錢　附子二錢　紅花二錢　蘇葉二錢

---

〔1〕少陰　原脱,據蜀本、集成本補。

流水煎半杯,温服。

治痘疔堅石者。

先用銀鍼刺之,後服此湯〔1〕。

厥陰經證

氣衝心痛咽疼消渴嘔吐泄利便血便膿腹痛腰痛厥逆發熱疳瘡癰膿

痘病六日,但入厥陰之經,不入厥陰之藏,此爲順證。木鬱風動,則入肝藏,《傷寒·厥陰》氣衝心疼、咽痛腰痛、消渴嘔利、厥逆發熱之證,必當漸生。厥陰以風木主令,土濕水寒,木鬱風生,鬱衝於上,則心疼咽痛、嘔吐消渴之條見,鬱陷於下,則腰疼腹痛、泄利膿血之病作。

厥陰之脈,自足走胸,貫膈而循喉嚨,上入頏顙,衝於胸膈,則心爲之疼,衝於頏顙,則咽爲之痛。木鬱蠹化,則吐蚘蟲。木敗胃逆,則嘔水穀。木陷於土,鬱衝於前,則病腹痛。木陷於水,鬱衝於後,則苦腰痛。血藏於肝,穀消於脾,土敗木賊,風令疏泄,脾傷則清穀不止,肝傷則便血不收。厥陰風木,生於癸水而孕丁火,實爲水火之中氣,中氣既病,故水火不交,上熱而下寒。水勝則發厥,火復則發熱。少陰水勝而火敗,故病甚則多死。厥陰水終而火復,故病劇而或生。蓋以陰極陽回,往往見絶而甦。其厥逆者,死機也,其發熱者,生兆也,而陽回熱發,往往太過。熱鬱於上,則咽痛而吐膿血,熱鬱於下,則腹痛而便膿血,熱鬱於經,則隨在而發癰膿。凡疳瘡剥蝕,脣齒消爛,癰膿腐潰,手足卷屈者,皆厥陰之熱淫也。厥陰之經,循喉嚨之後,連目系,上出額,與督脈會於顛,下頰而環脣,故疳生於脣口。厥陰主筋,諸筋皆會於節,膝踝肘腕者,筋骨之關節,故癰生於肘膝。緣衛〔2〕鬱不能外發,一得厥陰之熱,淫蒸腐化,則生瘡癰。然雖熱過營傷,而陽回痘發,衛氣不陷,亦爲厥陰

〔1〕此湯　原脱,據蜀本、集成本、石印本補。

〔2〕衛　原作"胃",音近之誤,據蜀本、集成本、下文"衛氣不陷"改。

之功。痘傳厥陰之藏,半死半生,當於厥熱勝復之際,先事預防也。

甘桔柴芩湯

甘草一錢,生 桔梗二錢 柴胡一錢 黄芩一錢

流水煎半杯,温服。

治咽痛者。

風盛咽燥,加生地、白芍

參甘歸芍栝蔞湯

人參一錢 甘草一錢,生 當歸一錢 芍藥二錢 生地一錢 栝蔞根三錢

流水煎半杯,温服。

治消渴者。

苓桂參甘芍藥附子湯

人參一錢 甘草一錢 茯苓三錢 桂枝二錢 附子二錢 芍藥二錢

流水煎半杯,温服。

治腰痛腹痛者。

苓桂參甘歸附湯

人參一錢 甘草一錢 茯苓三錢 桂枝二錢 附子二錢 當歸二錢

流水煎半杯,温服。

治厥逆不止者。

吐泄治同太陰。

當歸芍藥地黄湯

甘草一錢,生 芍藥三錢 生地三錢 當歸一錢

流水煎半杯,温服。

治發熱太過者。

芍藥黄土湯

甘草一錢 白术一錢 附子一錢 阿膠一錢 地黄一錢 芍藥二錢 黄芩一錢 竈中黄土三錢

流水煎半杯,温服。

治便血者。

痘家便血者死,以水寒土濕而木陷也,宜煖水燥土而清風木。

白頭翁湯

白頭翁二錢　黄連一錢　黄蘗一錢　秦皮一錢

流水煎半杯,温服。

治便膿者。

土虚木燥,腹痛脇痛者,加甘草、阿膠。

地黄芍藥芩蘗湯

甘草一錢,生　芍藥二錢　生地一錢　元參二錢　黄芩一錢　黄蘗一錢

流水煎半杯,温服。

治疳瘡者。

外以黄連、石膏、甘草、青黛等分,研細,時時塗之。

甘草歸地湯

甘草一錢,生　當歸一錢　生地一錢　芍藥二錢　桔梗二錢　元參二錢　丹皮二錢　黄芩一錢

流水煎半杯,温服。

治癰膿者。

三陰治法

痘家日傳一經,六日而至厥陰,陽平而不入於府,陰平而不入於藏,經盡衛發,此勿藥而有喜者。補瀉之法,俱不可用,但須發表而已。陽盛則離經而入府,陰盛則離經而入藏,入府者有吉而無凶,入藏者少生而多死。此與傷寒、寒疫之證一也,而痘家之三陰,更爲危險。以其表寒閉束,甚於大人,衛氣難發而易陷,死者十九也。

凡病府熱則宜寒瀉,藏寒則宜温補,此定法也,而痘家一證,則但有温補之法,而無寒瀉之條。蓋傷寒攻下,皆在表解之後,痘家未有表解之時,是無可攻下之日也。若陰盛入藏,而温補及時,十

猶[1]救五,若温補後期,則九[2]死一生,若稍用寒涼,則百不一生矣。

臨瘟證者,貴於在經而先覺,不貴於入藏而後喻。救之於履霜之前,則爲良工,挽之於堅冰之後,是爲下士也。

庸工謬妄

瘟理微妙,賢智不解,況中古醫工,庸愚凡陋,何足知此!其於古先聖哲言之諄切者,猶且背馳千里,況此之未經論著者乎!其荒唐訛謬,不必責也。至於《瑣言》、《正宗》之類,巨惡元凶,罪深孽重。而俗子庸夫,羣而習之,以扇其虐,醜類凶徒,久而愈繁。此生靈之大禍,仁人之深憂,極當劈版焚書,不可留也。

〔1〕猶 原作"死",據蜀本、集成本改。
〔2〕九 原作"十",據集成本、石印本改。

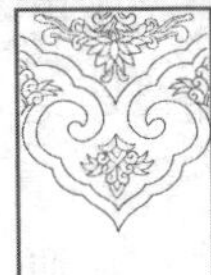

昌邑黃元御坤載著

小兒疹病，即大人温疫。風傷衛氣，衛閉而營鬱，營氣内陷則死，外發則生。非解仲景中風，不知温疫，非解温疫，不知疹病。

疹病之義，岐伯、仲景，俱曾言之，而議論未詳。後世庸工，不知涼營發表，而率用寒下，徒傷裏氣。而衛閉不泄，營氣鬱淪，遂殞性命。庭樹方蘖，而遭攀折，山木始生，而夭斧斤。朝榮夕落，蕙蘭與蕭艾同傷，夏茂秋零，松柏共蒲柳先殞。半枕黄粱，已非故我，一榻槐安〔1〕，竟爲異物。人悉言愁，我欲賦恨，作疹病解。

疹病解第四

疹 病 根 原

疹病者，温疫之傷衛氣也。此因金水斂藏，衛陽未泄，是以風襲於氣分。風傷大人，則爲温疫，小兒則爲疹病，其〔2〕病一也，而證亦同焉。

血藏於肝，氣統於肺，肝血温暖而升發，肺氣清涼而降斂，自然之性也。氣性閉斂，而風性疏泄，風傷衛氣，泄其皮毛，衛愈泄而愈欲斂，斂而不啟，内遏營血，故營鬱而爲熱。六日經盡，營血鬱勃，發於汗孔，紅點圓平，其名曰疹。

〔1〕槐安　即槐安夢，亦稱南柯夢。《石湖集·次韻宗偉閲番樂》詩："盡遣餘錢付桑落，莫隨知夢到槐安。"

〔2〕其　原脱，據蜀本、集成本補。

小兒寒水蟄藏,相火未泄,營血本自清和。一襲邪風,相火升炎,亦同大人,故感冒温疫,營鬱而疹發。疹點周密,營鬱散越,則熱退而病除矣。

凡人中風,未嘗病疹,温疫之邪,膠粘閉塞,封固難開,小兒肌表固密〔1〕,是以感之則疹生焉。

疹病之與中風,同是風邪,但氣則疫癘而時則春夏〔2〕,血蒸而表密,故熱散而發疹點,證與中風不同也。

疹病隱顯

小兒温疫傳經,亦同大人,一日太陽,二日陽明,三日少陽,四日太陰,五日少陰,六日厥陰。六經既盡,營血外發,而生疹點。或發於三日之前,或發於六日之後,表邪之輕重不同,經氣之衰旺非一也。

蓋衛氣斂閉,營鬱熱發,外無泄路,倘裏有奥〔3〕援,則内傳府藏,如〔4〕藏陰未衰,表裏異氣,營熱不得内傳,經盡之後,營熱鬱隆,自然外發。其經陽素旺,則熱盛於三日之前,其經陰不衰,則熱盛於三日之後。邪輕而表疏,則外發之期早,邪重而表密,則外發之期晚。若衛閉而營不能泄,則鬱悶躁煩,昏狂迷亂之證,色色皆起。遇藏陰素虚,則營熱内蒸,終不外發,五藏燔爍,則人死矣。或發之未透,隱見於皮膚之内,鬱而爲癢,是爲隱疹。隱疹者,營之半發而未透者也。隱疹之家,營熱鬱積,久而肌肉腐潰,發爲風癩。

風癩由於隱疹,仲景論之於《傷寒·脈法》、《金匱·水氣》之中,岐伯論之於脈要精微及風論之内,而隱疹之名,岐伯未言,實始仲景。此先聖疹論之始也。

---

〔1〕小兒肌表固密 原脱,據蜀本、集成本補。

〔2〕春夏 原作"夏春",據蜀本、集成本乙轉。

〔3〕奥 同"燠",熱也。《正韻》:"奥與燠同。"《説文》:"奥,熱在中也。"

〔4〕如 原脱,據蜀本、集成本及上文"倘裏有奥援"補。

太陽經證

發熱頭痛

太陽在六經之外,感則先病。太陽之經,總統營衛,風自外感,而傷衛氣,故太陽先病。風性疏泄,竅閉而風泄之,開其皮毛,氣莫能斂,是以衛傷。衛秉肺氣,素以收斂爲性,風傷衛氣,皮毛露泄,而衛氣愈斂,其性然也。衛閉而遏營血,血中温氣不泄,是以發熱。太陽寒水之經,病則令氣鬱發,證見惡寒,温疫營遏熱盛,故但熱而不寒。其經自頭下項,行身之後,營衛壅塞,不得順行,故頭項腰脊骨節俱痛。衛司於肺,胸中宗氣,衛之根本,衛鬱竅閉,宗氣壅逆,逆行上竅,泄之不及,衝激而出,故生嗽嚏〔1〕。衛爲風襲〔2〕,遏閉營血,營血不達,鬱而生熱,是衛傷而營病也。宜〔3〕青萍湯,浮萍瀉衛氣之閉,芍藥瀉營血之鬱,甘草、大棗,補其脾精,丹皮、生薑,調其肝氣。使風隨汗散,衛開而營泄,則不生疹病矣。以方在太陽,血熱不深,用表藥發之,只是汗出,尚無紅斑也。

青萍湯

浮萍三錢　芍藥二錢　甘草一錢,生　大棗三枚,劈　生薑二錢　丹皮二錢

流水煎半杯,温服,覆衣,取汗。

治疫疹初起,太陽證之輕者〔4〕。

夏月熱甚,須以元參佐之。

脈緊無汗

風傷衛氣,脈浮頭痛,發熱汗出,以風泄於外而氣不能閉也。若脈浮而緊,發熱惡寒,身疼腰痛,煩躁無汗而喘促者,是氣閉於内

---

〔1〕逆行上竅……故生嗽嚏　原脱,據蜀本、集成本補。

〔2〕衛爲風襲　原脱,據蜀本、集成本補。

〔3〕宜　原脱,據蜀本、集成本補。

〔4〕治疫疹初起,太陽證之輕者　原脱,據蜀本、集成本及本書前後文例補。

而風不能泄也。

温疫亦然,凡風强則疏泄而有汗,氣强則斂閉而無汗。有汗者輕,表疏則營鬱易發,無汗者重,表密則血熱難宣,此當以青萍石膏清散經邪。是時未傳六經,營鬱尚淺,風消熱泄,則斑點不生,一汗而解矣。

青萍石膏湯

浮萍三錢　石膏二錢,生,研　杏仁二錢,泡。去皮尖　甘草一錢,炙　生薑二錢　大棗二枚

流水煎半杯,温服,覆衣。

治疫疹初起,太陽證之重者〔1〕。

煩熱燥〔2〕渴

疹傳陽明少陽,燥動火炎,則生煩渴。若方在太陽,而煩渴已見,此其三陽素旺,將來多傳陽明之府。蓋温疫之邪,受在少陽厥陰兩經,足少陽從相火化氣,足厥陰以風木主令。胃陽旺而燥盛,則風火激烈而煩渴以生,脾陰旺而濕盛,則風火清寧,而煩渴不作。如煩渴見於太陽寒水之經,則火盛水負,濕虧燥盈,是其素秉如此矣。

火炎就燥,必傳胃府,此在大人,或有表解而病此者,小兒表密,必連經證。宜白虎加元麥青萍湯,清金而發表,絶其傳府之源也。

白虎加元麥青萍湯

石膏二錢,生　甘草一錢　知母一錢　粳米半杯　元參一錢　麥冬二錢,去心　浮萍二錢

流水煎至米熟,取半杯,熱服,覆衣。

治疫疹初起,陽氣素旺者〔3〕。

---

〔1〕治疫疹初起,太陽證之重者　原脱,據蜀本、集成本及本書前後文例補。

〔2〕燥　原作"躁",形近音同之誤,據蜀本、集成本改。

〔3〕治疫疹初起,陽氣素旺者　原脱,據蜀本、集成本補。

寒熱勝負

太陽以寒水主令,病則令氣遏鬱,而見惡寒。凡太陽經病,表陽閉束,發熱而惡寒者,其常也。水旺則寒勝其熱,火旺則熱勝其寒。

君火胎於營血,相火者,君火之佐也,温疫營鬱熱發,動其君相之火,火必勝水。寒水未至頽敗,猶稍見惡寒,寒水敗亡,則寒從熱化,但熱而無寒。疹家稍見惡寒者輕,但熱無寒者重。凡病不宜水旺,而寒水之在疹家,則貴若拱璧〔1〕,宜補不宜瀉也。

陽 明 經 證

鼻乾口燥嘔吐泄利

陽明經在太陽之次,太陽表邪不解,以次内傳,二日則及陽明。其經挾口環脣,行身之前,經氣上壅,則鼻口乾燥而胸膈脹滿。戊土上逆,硋甲木降路,甲木鬱遏,而賊戊土,胃不能容,則作吐泄。温疫陽盛陰虚,但恐吐泄之亡陰,不慮吐泄之亡陽。吐泄亡陰,則入胃府,吐泄者,疹家傳府之根也。

青萍葛根湯

浮萍三錢　葛根三錢　石膏二錢　元參一錢　甘草一錢　生薑二錢

流水煎半杯,熱服。

治陽明經疹病,口燥鼻乾,煩熱不眠者。

青萍葛根芍藥湯

浮萍三錢　葛根三錢　石膏二錢　元參一錢　甘草一錢　生薑二錢　芍藥一錢

流水煎半杯,熱服。

---

〔1〕拱璧　《左傳》襄二八年:“與我其拱璧。”《疏》:“拱,謂合兩手也。此璧兩手拱抱之,故爲大璧。”後泛稱珍寶。

治疹病陽明經證備,而[1]泄利者。

青萍葛根半夏湯

浮萍三錢　葛根三錢　石膏二錢　元參一錢　甘草一錢　芍藥一錢　生薑二錢　半夏二錢,洗

流水煎半杯,熱服。

治疹病陽明經證備,而[2]嘔吐者。

經熱傳府

陽明經病,此在大人,汗之太過,則津亡而入胃府,汗之不及,則熱鬱而入胃府。小兒表密,不患[3]其多汗之亡津,只慮其無汗而熱閉。小兒温疫,方在陽明之經,法宜透瀉其表,以散經熱。汗出熱散,自無入府之慮。若表邪不解,陽旺之人,必傳胃府,傳府則不得不用承氣諸方矣。

陽明府證

潮熱譫語腹痛便秘

傷寒中風,一傳陽明之府,府熱熏蒸,開其皮毛,則見大汗。汗愈泄而土愈燥,表病則以汗解,而府病則以汗增。疫邪固澀,汗出頗難,而小兒表密,更無自汗表解之理。雖傳胃府,而表證自在,此與傷寒中風之府證不同,即與大人温疫之府證亦殊。然有汗無汗之間,長幼自别,而潮熱譫語、腹痛便結之條,亦不得迥相懸隔。蓋汗亡而土燥,與無汗而火鬱,皆成府病,殊途同歸,無有二也。

府陽旺而藏陰虧,營熱内蒸,不得外發,此疹家殞命之原。相其輕重,瀉以承氣三湯,而加養陰涼血之味,藏陰續復,經熱不能内

[1] 陽明經證備,而　原脱,據蜀本、集成本、本書疫病解第二此方方後語"治温疫陽明經證,泄利者"補。

[2] 陽明經證備,而　原脱,據蜀本、集成本、本書疫病解第二此方方後語"治温疫陽明經證,嘔吐者"補。

[3] 患　原作"忠",形近之誤,據蜀本、集成本改。

陷,自然外發矣。

調胃承氣加芍藥地黄湯

大黄三錢,生　甘草一錢,生　芒硝一錢[1]　芍藥二錢　生地三錢

流水煎半杯,入芒硝,火化,温服。

治疹病陽明府證,煩熱譫語便秘者[2]。

小承氣加芍藥地黄湯

大黄二錢　厚朴二錢,炒　枳實二錢,炒　芍藥二錢　生地三錢

流水煎半杯,温服。

治疹病煩熱譫語,痛滿便秘者[3]。

大承氣加芍藥地黄湯

大黄四錢　芒硝二錢　厚朴二錢　枳實二錢　芍藥二錢　生地四錢

流水煎半杯,入芒硝,火化,温服。

治疹病煩熱譫語,痛滿便秘而燥者[4]。

攻下緩急

温疫非必傳胃府,以其原無内熱,只是外感,與温病之内熱素積者不同。然營鬱熱盛,遇胃家陽旺,則表裏感發,傳府甚易。雖未必人人傳府,而府證頗多。但用承氣攻下,必在表解之後。若表證未解,須以青萍、石膏、知母、生地清潤腸胃,涼瀉肺心,而透發其表,不可攻下。如六日之外[5],經盡府鬱,勢不可待,乃用下法。府熱既清,營鬱自發。第俟其自發,不如承氣之中,參以表藥,使其府熱瀉於魄門,經熱瀉於汗孔,一方而雙解之,更爲善也。

庸工不論經府,逢人則下,固是錯誤,即府病將成,經病未解,

---

〔1〕一錢　其下原衍"生"字,據蜀本、集成本删。
〔2〕治疹病……便秘者　原脱,據蜀本、集成本及本書前後文例補。
〔3〕治疹病……便秘者　原脱,據蜀本、集成本及本書前後文例補。
〔4〕治疹病……而燥者　原脱,據蜀本、集成本及本書前後文例補。
〔5〕外　原作"分",據蜀本、集成本改。

而遽下於六日之前,亦爲孟浪。小兒脆弱,那可肆意如此也。

白虎加青萍地黄湯

浮萍三錢 生地三錢 石膏二錢 知母一錢 甘草一錢,生 粳米半杯

流水煎半杯,熱服,覆衣。

調胃承氣加白芍青萍湯〔1〕

大黄三錢 芒硝一錢 甘草一錢 芍藥一錢 浮萍三錢 生薑二錢

流水煎半杯,温服。

少陽經證

目眩耳聾口苦咽乾胸痛脇痞嘔吐泄利

少陽經在陽明之次,陽明表邪不解,以次内傳,三日則及少陽。其經自頭下項,行身之側,由胸而走脇肋,歸癸水而化相火。病則經氣不降,逆剋戊土,戊土被賊,不得下行,遂與少陽之經,彼此纏迫,故有心胸痞塞,脇肋鞕滿之證。相火上炎,濁氣升突,故有口苦咽乾,目眩耳聾之條。胃府被逼,不能容納水穀,故作吐泄。少陽居表裏之間,陰陽之介,陽盛則傳於府,陰盛則傳於藏。温疫營鬱熱旺,藏寒不作,但有陽盛而傳府者,未有陰盛而傳藏者。緣温疫之病,熱在營血,而營血之熱,全因相火之鬱。傷寒中風,寒熱往來之證,至此則第苦熱來而不病寒來,以其相火鬱隆,寒不勝熱也。

柴芩栝蔞芍藥湯

柴胡三錢 黄芩二錢 半夏二錢 甘草一錢,生 生薑二錢 大棗三枚 栝蔞根三錢 芍藥三錢

流水煎半杯,熱服,覆衣。

治少陽瘮病,目眩耳聾,口苦咽乾,胸痛脇痞者。

大柴胡加元參地黄湯

柴胡三錢 黄芩二錢 半夏二錢 芍藥二錢 枳實一錢 大

〔1〕調胃承氣加白芍青萍湯 本方原脱,據蜀本、集成本及本節正文"承氣之中,參以表藥"補。

黄二錢　生薑二錢　大棗二枚　元參二錢　生地三錢

流水煎大半杯,温服,分二次。

治少陽疹病,半入陽明胃府,嘔吐泄利者。

三陽傳胃

温疫三陽經病,營鬱熱盛,陽旺之人,則傳胃府。或自太陽,或自陽明,或自少陽,内傳之來路不一,視其府熱鬱發之早晚也。

衛統於肺而實化於陽明,衛旺營虚,皮毛斂澀,府熱燔蒸而表無泄路,營鬱莫達,此疹病所由死也。若府陽非盛,營熱不能内傳,經盡之後,自然外發,斑點一生,營鬱解矣。

痘家營閉而衛不能發則死,疹家衛閉而營不能發則死。衛氣之發,賴乎陽明,營氣之發,賴乎太陰,故痘家最忌陽明之虚,疹家惟恐陽明之旺。滋太陽之寒水,瀉少陽之相火,助己土之濕,而潤庚金之燥,治陽明府證之大凡也。

内傷外感,一切百病,悉由陽虚,不宜潤藥。其最宜滋潤者,惟有此種,多服地黄、天冬,愈善也。

太陰經證

腹滿嗌乾

太陰經在少陽之次,少陽表邪不解,以次相傳,四日則及太陰。其經自足走胸,行身之前,温疫營鬱熱盛,三陰之經,化氣於三陽,故病傳太陰,則腹滿而嗌乾。與温病略同,但内熱之新故虚實不同也。

衛化於陽明,營生於太陰,陽明旺而太陰衰,則衛閉而營不能發,太陰旺而陽明衰,則營發而衛不能閉。營發則斑見而人生,衛閉則熱亢[1]而人死。疹家斑點發生,全賴脾陰之旺,滋益脾精,以澤燥土,疹家太陰之定法。

内外百病,悉緣太陰之濕,而惟疹病,則惟恐其燥。己土非燥,

〔1〕亢　原作"見",據蜀本、集成本改。

營熱不至裹蒸,終當外發也。

青萍地黄湯

浮萍三錢 生地三錢 丹皮二錢 芍藥二錢 甘草一錢 生薑二錢 大棗三枚

流水煎半杯,熱服。

治疹病太陰經證,腹滿嗌乾者〔1〕。

少陰經證

口燥舌乾

少陰經在太陰之次,太陰表邪不解,以次相傳,五日則及少陰。其經自足走腰,行身之後,以癸水而化君火。少陰百病,皆水勝而火負,而惟温疫,則火勝而水負,故口燥舌乾而渴。以其營鬱熱發,君相燔蒸,一水不敵二火,而再值木生火長之時,則水虧火盈,必然之勢。滋益腎水,以清壯火,疹家少陰之良規也。

青萍天冬湯

浮萍三錢 天冬三錢 生地三錢 元參二錢 丹皮一錢 生薑三錢 栝蔞根三錢

流水煎半杯,熱服。

治疹病少陰經證,口燥舌乾者〔2〕。

厥陰經證

煩滿發斑

厥陰經在少陰之次,少陰表邪不解,以次相傳,六日則及厥陰,六經盡矣。其經自足走胸,行身之側,循陰器而上行,故煩滿而囊

〔1〕治疹病太陰經證,腹滿嗌乾者 原脱,據蜀本、集成本及本書疫病解第二此方方後語"治温疫太陰經證,腹滿嗌乾者"補。

〔2〕治疹病少陰經證,口燥舌乾者 原脱,據蜀本、集成本及本書疫病解第二此方方後語"治温疫少陰經證,口燥舌乾而渴者"補。

縮。厥陰肝木,司營血而胎君火,又與少陽相火兩相表裏,温疫之病,受在營血,營鬱熱發,君相之火俱炎,傳至厥陰,熱盛極矣。是時肝血不枯,水土滋潤,營熱不能内傳,外發皮毛,自見紅斑。經傳厥陰,法宜涼營血而滋風木,瀉皮毛而清相火也。

青萍當歸湯

浮萍三錢　當歸二錢　生地三錢　丹皮二錢　芍藥二錢　生薑二錢　甘草一錢

流水煎半杯,熱服。

治疹病厥陰經證,煩滿囊縮,而使之發斑者〔1〕。

紅白續發

紅斑外發,則營鬱泄越,但衛閉未能豁開,其發非一次可盡。凡欲發斑,則生煩躁,脈必浮數。陸續出至二三日,繼以白斑,則透發無遺矣。

白斑者,衛氣之外泄也。白斑將發,人必煩鬱昏暈,脈必浮大洪數。既發則脈静人安,别無餘慮。紅斑易生,白斑難生,非鬱極不能外發。將發之時,煩亂昏狂,困極欲死者,往往有之也。

紫黑遲見

疹家斑點外發,愈早愈輕。衛旺而表密者,往往經盡乃發,甚有遲至數日之後者。大概已過六日,便是斑發之期,愈遲愈險。

若營弱不能遽發,過時斑見,而色變紫黑,則多至殞命。以其經熱鬱蒸,營血腐敗,後期而發,遂難救藥也。於其紫斑隱見,未能透發之時,速服清散之方,猶可挽轉。是皆失於發表,故至於此。

出没隱見

疹點透發皮膚之外,按陣續生,新者已出而舊者未没,此爲順

〔1〕治疹病……而使之發斑者　原脱,據蜀本、集成本及本書疫病解第二此方方後語"治温疫厥陰經證,煩滿"改。

證。若衛斂表固,營弱不能透發,隱見皮裏,頃刻即回,此爲不救。其次則雖不立回,而終隱皮裏,不能透露,此爲隱疹。隱疹之家,營鬱熱伏,未經表散,久而血肉腐潰,發生風癩之疾,數年之後,亦傷性命。若早用發表,必無此禍也。

水停腹脹

疹家營熱鬱發,營藏於肝,其病自在厥陰。厥陰以風木主令,木鬱風盛,津血耗傷,必生消渴。渴而多飲,土燥木達者,下竅疏泄,則水不停留。若土濕木鬱,疏泄不行,必有停水。疹點出後,水停腹脹者,十之八九。此緣藏陰素旺,不能消水。若在痘家,便是三陰藏寒之證,疹家藏陰不虧,則經熱外發,反得其益。其經熱隆盛,藏寒固不發作,而積水停瘀,必當瀉之。其後腹滿脇脹,頭目暈眩,咳喘氣逆,乾燥思飲,而水入即吐,不能容受,以猪苓瀉其積水。溲溺一通,濁氣下達,則眩暈咳喘諸證俱瘳矣。

猪苓湯

猪苓三錢　茯苓三錢　澤瀉二錢　滑石一錢,研　阿膠一錢,炒,研

流水煎半杯,入阿膠,消化,温服。

治疹後水停,脹滿咳喘諸證者[1]。

嘔吐蚘蟲

《傷寒·厥陰》有蚘厥之證,緣木鬱蠹化,故生蚘蟲。藏寒不能安蚘,故四肢厥逆,而吐蚘蟲。非第傷寒,凡内外百病而見吐蚘,必是藏寒。惟温疫則是熱證,緣其經熱盛發,藏寒必不内作。即其藏陰素旺,益以飲冷生寒,而疹家原不以藏寒敗事,雖見吐蚘,不與傷寒、雜病同論。未可温裏,只宜涼營發表,但不當用寒瀉耳。

---

〔1〕治疹後水停,脹滿咳喘諸證者　原脱,據蜀本、集成本及本書前後文例補。

疹後昏憒

斑發之後,輕者即起,重者餘熱未清,猶有煩鬱譫妄之證,再服清散之劑,便可慧爽。而皮毛已開,汗液當泄,縱不服藥,餘熱自當漸除。不過三日之内,無不清白,静候亦可,莫須多事也。

疹後泄利

疹後泄利,全緣土濕水漬,以太陰濕旺,而渴飲水停,木鬱風動,行其疏泄,水道不開,則穀道失斂,故生泄利。水去土燥,泄利自止,不須服藥。若其不止,恐肝脾遏陷,致生痢病,宜以五苓疏木瀉水,以燥土濕也。

五苓散

茯苓三錢　猪苓二錢　澤瀉二錢　白术二錢　桂枝一錢

研細,飲服二三錢,日三次。服後多飲煖水取汗。

治疹後泄利渴飲,小便不利者〔1〕。

疹後膿血

疹後泄利不止,肝脾鬱陷,致成下痢膿血之疾。庸工謂是疹後餘熱,非也,此緣土濕木遏,鬱生下熱,膏血腐敗,故便膿血。宜白頭翁湯清其濕熱,加甘草、阿膠、桂枝、茯苓,培土清風,疏木而瀉濕也。

白頭翁加甘草阿膠苓桂湯

白頭翁三錢　黄連一錢　黄檗一錢　秦皮一錢　甘草一錢　阿膠二錢　桂枝一錢　茯苓三錢

流水煎半杯,入阿膠,消化,温服。

治疹後便膿血者〔2〕。

---

〔1〕治疹後泄利渴飲,小便不利者　原脱,據蜀本、集成本及本書前後文例補。

〔2〕治疹後便膿血者　原脱,據蜀本、集成本及本書前後文例補。

疹後目疾

疹後營鬱不能透發,餘熱傷眼,眥爛睛紅,久而不愈,此肝氣不調之故。肝竅於目而司營血,血熱未清,肝氣抑遏,故令病此。以涼營達木、瀉濕清風之藥,調其肝氣,木榮風息,眼病自瘳。

芍藥桂苓膠地湯

芍藥三錢　桂枝一錢　生地三錢　甘草一錢　茯苓三錢　阿膠二錢　生薑二錢

流水煎半杯,温服。

治疹後目疾〔1〕

六經治法

疹家六日經盡,血熱外發,而見紅斑。其在三日之前,早服表藥,一汗解矣,營鬱既泄,不至發斑。若三日之後,以至經盡,而服表藥,血熱已深,雖有汗出,猶發斑點。治法總宜發表,前三日則加清金瀉熱之藥,後三日則加涼血滋陰之品。要以表邪透發,經熱肅清爲主。發之不透,餘熱纏綿,淫漬種種諸疾,爲害非小也。

經府殊方

疹家未病之前,原無内熱,既病之後,亦無内寒。陽盛者,則有傳府之條,陰盛者,則無入藏之證。陽盛傳府,則宜寒瀉,陽平而不入於府,始終在經者,則寒瀉無用,但須發表而已。善治者,在前三陽,則以汗解,在後三陰,則以斑解。詳分經府,細斟汗下,慎勿在經而用攻下之劑,亦莫入府而用發散之方。汗下不謬,經府清平,疹家之能事畢矣。

汗下宜忌

痘病寒傷營血,營閉而衛鬱,疹病風傷衛氣,衛閉而營鬱。營

〔1〕治疹後目疾　原脱,據蜀本、集成本及本書前後文例補。

開衛發,則生痘粒,衛開營發,則生疹點。以營熱散於皮毛,故見紅斑,而發自汗孔,故斑點正圓。營熱外發則生,内鬱則死。其内鬱之原,必緣陽旺而府熱,府熱則宜寒瀉。但内熱之證,尚屬後起,其先全是外熱不解。陰旺之家,終無内鬱[1]之熱,陽旺之人,表裏感應,内鬱日積,遲乃發熱耳。陰旺而無内熱者,固不可誤清其裏,即陽旺而内熱未實,亦但可涼解表邪,未宜遽用寒瀉,傷其裏氣。

病在經絡,而攻其藏府,此爲粗工。若藏陰素旺之人,則中氣敗亡,而殞性命,所關非小。庸愚謬妄,凡治疹病,必用寒瀉,已是不通。甚且瀉之三日之内,方傳陽經之時,則無論陽旺陰旺,總無是處矣。

〔1〕鬱　原作"面",據蜀本、集成本及上文"内鬱之原,必緣陽旺而府熱"改。

昌邑黄元御坤載著

伊公，丞相文端公之孫，大司馬學庭公之子，名贊咸，字益菴。聰明好古，博綜百氏，而尤愛農黄之學。玉楸子解温疫痘疹，四部俱成，此前賢所未喻，亦先聖之罕言。荒荒坤軸[1]，落落玄宗，室無問字之人，門乏[2]好奇之客。惟公清規遠鏡，洞闢靈臺，玄鑒虚凝，廓開智府。挑銀釭[3]而夜誦，捲珠箔以晨披，得其寰中，超以象外。流水是其今日，明月乃其前身，百年以來，一人而已。採其清言微旨，作四問之篇。

伊公四問第五

伊公問旨

癸酉八月，玉楸子成《四聖懸樞》，論温疫痘疹之法。少司馬伊公問曰：温疫痘疹四病，異同之義云何？玉楸子曰：感於秋冬，謂之傷寒，感於春夏，謂之温病。温病者，一人之病，非衆人所同病也。其州里傳染，衆人同病者，是爲疫癘。疫分寒温，春夏謂之温疫，秋冬謂之寒疫。痘即大人之寒疫，疹即大人之温疫也。

問温五條

問：經所言熱病爲何？玉楸子曰：熱病即温病也，病於春者謂之温，病於夏者謂之熱。《素問・評熱病

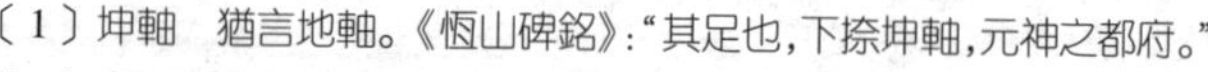

〔1〕坤軸　猶言地軸。《恆山碑銘》："其足也，下捺坤軸，元神之都府。"

〔2〕乏　原作"之"，據蜀本、集成本及文義改。

〔3〕銀釭　銀燈。《梁元帝集・草名》詩："金錢買含笑，銀釭影梳頭。"

論》:先夏至日[1]者爲病温,後夏至日[2]者爲病暑[3]。暑即熱也,以時令而異名也。

問:温病與傷寒何殊?玉楸子曰:《素問》:熱病者,傷寒之類也,而實非傷寒。傷寒感秋冬之寒,温病感春夏之風,時令不同,而寒温異矣。

問:温病與温疫何殊?玉楸子曰:温病之根,得之冬傷於寒而有内熱,感則表裏皆病。温疫冬不傷寒,而無内熱,但是表病。陽盛之家,而後裏病也。

問:冬傷於寒,何緣而有内熱?玉楸子曰:冬氣封藏,天地閉塞,陽蟄九地之下,則寒水得令。人於冬時,縱欲亡精,陽泄而火飛,是以變寒而爲熱也。

問:冬傷於寒,何緣而春必病温?玉楸子曰:凡外感之深,必因内傷之重,陽氣重傷,病則寒深,陰氣重傷,病則熱深。表裏熱劇,皮毛不開,是爲温病。蓋衛氣以收斂爲性,平日内熱鬱伏,一遇風邪,傷其衛氣,衛閉則營鬱。營血鬱蒸而欲泄於内,風氣發揚而欲泄於外,内外交泄而衛氣愈斂,其性然也。斂而不啓,乃成温病。春夏風多,是以最易感傷。若藏府平和,素無内熱,則旋感而旋解,不成温病也。

問疫五條

問:疫分寒温,前賢不解,先生推仲景微義,以發眇[4]旨,今吾聞所不聞,快矣!但猶有疑焉。秋冬則曰傷寒,春夏則曰温病,寒疫亦以秋冬名,温疫亦以春夏名。温病温疫,俱緣中風,仲景《傷

---

〔1〕至日　原作"日至",據蜀本、集成本、王注本《素問·熱論》、《素問懸解·評熱病論》乙轉。

〔2〕至日　原作"日至",據蜀本、集成本、王注本《素問·熱論》、《素問懸解·評熱病論》乙轉。

〔3〕先夏至日……爲病暑　原載王注本《素問·熱論》,黄氏移於《素問懸解·評熱病論》。

〔4〕眇　通"妙"。《易·繫辭》:"眇萬物而爲言。"王肅《注》:"眇,今本作妙。"

寒》所列中風,實非春夏之温病,是爲何時之邪也?玉楸子曰:仲景中風,秋冬之病也。秋冬之月,不皆寒天,其時日暖風和而病外感,自是風淫而非寒邪。然究與三春之炎風,九夏之温風,氣候迥别,故但名中風,而不可以爲温熱也。

問:寒疫温疫,感異風寒,邪既不同,證自懸殊,其分别之義安在?玉楸子曰:風爲陽邪,而性疏泄,寒爲陰邪,而性閉澀,故温疫之脈浮緩,其證發熱而有汗,寒疫之脈浮緊,其證惡寒而無汗。温疫衛閉而營鬱,是以經盡而出紅斑,寒疫營閉而衛鬱,是以經盡而發白汗。汗者,衛氣之所蒸泄,斑者,營血之所逼現。其病解既别,其病發亦判,不相混也。

問:温疫得之風邪,當與中風同法,寒疫得之寒邪,當與傷寒同法,今温疫不用桂枝,寒疫不用麻黄,其法不同,何居?玉楸子曰:春夏温病,秋冬傷寒,雖感天地之風邪,然不因歲氣之偏。至於疫癘,陰陽愆伏〔1〕,寒暄錯亂,或盛夏而零寒露,或隆冬而飄温風,節候乖常,是以成疫。其分寒温於冬夏者,大略如此,而未始盡然,固〔2〕難以桂枝麻黄統治錯綜無定之寒温也。

問:寒疫温疫之傳藏府,同乎不同?玉楸子曰:温疫有表熱而無裏熱,不必傳府,陽盛者,裏熱作,乃傳於府。寒疫有表寒而無裏寒,不必傳藏,陰盛者,裏寒動,乃傳於藏。寒疫傳藏,未始不入府,其入府者,亦是寒而非熱也。温疫傳府,未始不入藏,其入藏者,亦是熱而非寒也。温疫非無寒,而寒終不勝其熱,入府而病熱者多,入藏而病寒者少。寒疫非無熱,而熱終不勝其寒,入藏而病寒者多,入府而病熱者少也。

問:温疫熱勝,法宜清瀉,寒疫寒勝,法宜温補,否耶?玉楸子曰:温疫之熱,在表不在裏,法宜清散其表熱,不必清裏,表熱入府,而後用清瀉之劑。寒疫之寒,在表不在裏,法宜温散其表寒,不必温裏,表寒入藏,而後用温補之方。是當透發表邪,非有裏證,不可

---

〔1〕愆伏 時序失調也。《淮海集·喜雨得成》詩:"一氣或錯繆,愆伏相寇兵。"
〔2〕固 原作"問",據蜀本、集成本改。

誤用攻補。後世庸工之於疫癘,不論寒温表裏,概用硝黄瀉下,十治九誤,此助天爲虐者也。

問 痘 七 條

問:痘始何時?書昉[1]何代?玉楸子曰:黄帝、岐伯、越人、仲景四聖,談醫不及痘證,然疫癘之疾,岐伯於運氣諸篇,往往及之。痘即大人寒疫,未有大人獨病而小兒不病者。推其淵源,實始上古,但先聖未言耳。痘書之作,則起後世,大抵皆趙宋以後之人也。

問:小兒寒疫,何爲而發豆顆?玉楸子曰:寒疫營閉而衛鬱,營開衛泄則爲汗,疫邪固澀,而小兒表密,衛氣不能透發,故衝突皮膚,而發豆粒者。使竅開而汗出,衛鬱泄於皮膚之外,不作痘形也。

問:痘粒之豐圓[2]何故?玉楸子曰:寒邪外閉,三日而傳三陽,衛鬱盛滿,發於汗孔,外爲皮膚所限,旁爲汗孔所束,衛鬱發越,顆粒充盈,不得不豐圓也。

問:痘粒之散漫何故?玉楸子曰:肺藏衛氣,而司皮毛,金性收斂,衛外而斂皮毛,故謂之衛。衛盛則皮膚斂束而緻密,衛虚則皮膚鬆懈而疏豁。衛鬱外發,衝其皮膚,而裹束不緊,旁無界限,是以散漫而不豐圓也。

問:痘屬[3]外感,可以汗解耶?玉楸子曰:何爲而不可也!大人寒疫,必以汗解,小兒不得汗解,故發痘粒。若可汗解,而必以痘解。譬如大人,强以固表之藥斂之,使之不得汗解,而以痘解可乎。

問:痘家最恐表虚,不能完滿收結,今以汗泄衛陽,能無後慮?玉楸子曰:大人汗解,不必皆死,小兒無汗,不必皆生。衛虚者,汗之亦死,不汗亦死,衛盛者,不汗亦生,汗之亦生。若用人參黄耆於表藥之中,則衛虚可汗,而何況實者。苟非過汗亡陽,保無後慮[4]也。

---

〔1〕昉　始也。《列子·黄帝》:"衆昉同疑。"晋·張湛《注》:"昉,始也。"

〔2〕圓　原作"問",據蜀本、集成本及下文"不得不豐圓也"改。

〔3〕屬　原作"盛",據蜀本、集成本改。

〔4〕慮　原作"虚",形近之誤,據蜀本、集成本及上文"能無後慮"改。

問:痘書何故而錯謬如是?玉楸子曰:造化之理,非聖不作,非明不述。百世一聖,而至猶接踵,千里一賢,而生同比肩,聖明之少也如是。即有聖作,必待乎述,況後無明者之述,即有明述,猶須乎作,況前無聖人之作。以俗子腐生而冒聖作之才,以頑民悍夫而僭明述之業,此蟪蛄〔1〕而談春秋,朝菌〔2〕而議晦朔耳,何當於是哉!

問疹四條

問:生平所觀疹痘之書衆矣,無如此之明白清暢,犀照〔3〕無遺者也。但小兒痘發而不再病,疹則感而又病,其義何居?玉楸子曰:小兒痘病,衛氣大發,竅隧疏漏,復感寒疫,則與〔4〕大人,同以汗解,故痘不再生。小兒疹病,即大人温疫,其痘後未嘗不病寒疫,則其疹後何能不病温疫,是以可一而可再也。

問:疹病可以汗解乎?玉楸子曰:寒疫營閉而衛鬱,温疫衛閉而營鬱,營開衛發則爲痘,衛開營發則爲疹。營衛透泄,皆能作汗。痘疹者,營衛晚發而不得早泄者也,若早發其汗,衛鬱既泄,則痘粒安生!營鬱既泄,則疹點〔5〕何來?既成痘疹,悉緣失治,原非必生之病,胡不可以汗解也!

問:疹病即大人温疫,先生但解温疫可矣,何爲又解疹病?玉楸子曰:温疫一也,而少長大别,則證狀亦自微異。小兒年齒幼小,然或懷質抱真而秉良資,大人春秋盛壯,然或淳漓樸散而負空器,則補瀉温清之法,自難盡同也。

問:小兒疹病,既即大人温疫,何疹發之時,小兒獨病,大人不染耶?玉楸子曰:《靈樞》九宫八風之篇:太乙隨一歲八節,而居八

---

〔1〕蟪蛄 《説文新附》:"蟪蛄,蟬也。"《莊子·逍遥遊》:"蟪蛄不知春秋。"

〔2〕朝菌 菌類植物,朝生暮死。喻生命極短也。《莊子·逍遥遊》:"朝菌不知晦朔。"

〔3〕犀照 傳説犀角可以使水中通明,真像畢現,後遂以之喻洞察事理。

〔4〕與 《博雅》:"與,如也。"

〔5〕點 原作"衛",據蜀本、集成本、上文"痘粒安生"改。

方,太乙移日,天必應之以風雨。風從所居之鄉來,爲實風,如冬至後四十六日,風自北來,夏至後四十六日,風自南來。主長養萬物。從其衝後來,爲虛風,如冬之南風,夏之北風也。傷人者也。僅候虛風而避之,故聖人曰:避虛邪如避矢石,邪勿能害。風從西方來,名曰剛風。風從北方來,名曰大剛風。風從東南來,名曰弱風。風從南方來,名曰大弱風。風有剛弱,人有少長,感以大王之風[1],宋玉《風賦》。少者不傷,此大王之雄風也。襲以嬰兒之風,風從東方來,名曰嬰兒風。長者不病。同聲相應,同氣相感,自然之理也。

〔1〕大(dài 代)王之風　《文選·風賦》:"楚襄王游於蘭臺之宫",有風颯然而至,王迺披襟而當之曰:快哉此風,寡人所與庶人共者邪? 宋玉對曰:此獨大王之風耳,庶人安得而共之?"

方名索引

G

H

S

T

W

X

Y

Z